# 健康づくりの栄養学

第3版

[日本人の食事摂取基準（2020年版）準拠]

小林 修平　編著

蕪木 智子・松本 範子・三宅 義明　共著

建帛社
KENPAKUSHA

# 序　文

近年，バイオサイエンス系各分野の進歩は著しいが，わけても人々の生活と密接に関連する医学・保健系の科学の急速な進歩の流れの中にあって，栄養学はさまざまな状況の変化に対応すべく多様な転換を経て今日に至っている。

本来，日常の生活を支える食物として，何をどれだけ摂ればよいのか，という，人類開闢以来の基本的課題からスタートしていながら，栄養の世界は18世紀末ごろまでほとんど自然科学としての体系をなしていなかった。それでも食事は，人々にとって不可欠の生活行動である。さまざまに変化する環境の下で，摂取している食の内容が日々の暮らしの中で適切なものとなっているかいないか，そのための科学的知識が求められるのは時代を超えた自然の成り行きであり，それにこたえるのが栄養学の責務である。

このような人々のニーズにこたえて科学として発展してきた栄養学は，次々と人間にとって健康を維持するための必須の栄養素を発見し，ほぼ20世紀の前半までに基本的な栄養素欠乏症を克服したといわれ，人々はごく日常的に，総合栄養剤を摂取することで栄養は万全と考えるようになった。しかし実際には，何不足ないと思われた飽食の時代のもとでの健康の維持・増進に対応する，はるかに複雑で困難な課題が栄養学につきつけられていたのである。これに気づかされた契機が生活習慣病の到来である。生活習慣病は栄養素の不足のみでなく過剰やアンバランスな摂取，運動不足，ストレス不適応など，人体側の栄養状態を左右する多様な因子がかかわって発症するものである。遺伝などによる個人差や，長い「未病期」などの特徴から，人々が自ら自身の健康を守る意識と行動を抜きにしては効果的な予防が果たせないという，これまでになかった課題をもたらした。そのため，この新しい「健康づくり」の時代に，市民一人ひとりが自分の健康を自身で守るためのツールとしての栄養学の知識を身につけることが重要となってきたのである。

本書はそのような課題を視野に置き，健康づくりやスポーツなどで健康かつ活発な生活の啓発を目指す人材を育成する広範な科学教育課程で利用されることを意図して企画されたものである。この意図をご理解いただき，本書が広く活用されることが，著者一同の喜びとするところである。

終わりにあたり，企画・編集から出版に至るまで多くのご苦労をおかけした建帛社の方々に深甚なる謝意を表したい。

2013年11月

編者　小 林 修 平

# 第3版にあたって

2019年12月，厚生労働省より「日本人の食事摂取基準（2020年版）」が公表された。2015年版を踏襲しつつ，生活習慣病の一次予防および重症化予防に加え，高齢者の低栄養やフレイル予防も視野に入れ，2015年版をさらに発展，充実させたものとなっている。それを受けて，関連の記述をあらためるとともに，その他，統計の更新等を行い，第3版を刊行することとなった。

前版にも増して，本書が広く活用されることを願う。

2021年2月

編者　小林 修平

# 目　次

## 第1章　人と栄養



## 第2章　健康と栄養・食生活



## 第3章　食品の成分と機能

## 第4章 からだのしくみと栄養素の働き

## 第5章 栄養状態の評価（栄養アセスメント）



## 第6章 食事摂取基準と私たちの食生活



## 第7章 ライフステージと栄養

## 第8章 日常生活と栄養



## 第9章 生活習慣病と栄養

## 第10章　現代社会の食と栄養



●コラム

# 第1章 人と栄養

## 1. 栄養とは

### 1.1 生命活動と栄養

人類をはじめとする生物は，生命をもった有機体として鉱物などの非生物と区別されている。すなわち，生命活動を行っていることで特徴づけられている。生物科学の進歩の結果，現在ではこの生命活動は基本的に，エネルギー変換（エネルギー代謝）と増殖（複製）という，二つの機能に集約されている。これら二つの基本機能は，ウイルスや植物から人類に至るまですべての生物が共通して具備しており，その有無が，生物であるかないかを決定づけている特性とされている。

当然ながら，限られた大きさの身体をもつ生物は，生命活動をするために必要なエネルギー源を外部から得なければならないし，また，増殖のための素材も外部から得なければならない。生物は光合成を行う一部のものを除き，外部からこのエネルギーを食物という形で得ている。さらに，体内に摂取された食物はそのまま利用されるのではなく，それぞれの生物が必要とする形に体内で変換される必要がある。したがって，どのような食物（正確にはどのような成分を含んだ食物）を摂取し，それがどのような（今日「代謝」と呼ばれている）プロセスを経て，その生物が必要とする形に体内で変換されるかは，生命を理解する原理的な知識として古くからその解明に多くの努力が注がれてきた。また，そのことは単に知識としての興味の対象としてばかりでなく，生体が正常な生命活動を健全に維持し，その種を絶やすことなくこの地球上で存続させるという現実の課題としても明らかにされねばならないものであった。これらの課題を集約した現象を表現する言葉として「栄養」が用いられたのである。

本来「栄養」という語は，中国唐代の史書の中で使われたのが歴史的由来であり，特に食事に限局して用いられたものではなく，広く「生命を良好に維持する」という意味であったといわれている。つまり，現代でいうところの「保健」と共通の意味合いを感じさせるものであった。それが食養法を重んじる中国医学の影響を受け，もっぱら健康にかかわる食事と結びつけて用いられるようになったのではないだろうか。名著『からだと食物』（岩波新書，1959）の中で著者である吉川春寿博士は「栄養という言葉の意味はいろいろ解釈されようが，**広くとれば生物が適当な物質を外部から取り入れて代謝を営み，それで身体を維持し，生活をすること**」と定義している。

この定義には二つのキーワード――「適当な物質」と「代謝を営み」――が含まれているが，「栄養」の現代的解釈にあたっては，この2点を明らかにすることが，さしあたっての前提条件になろう。特に後者である「代謝」が，前者，すなわち摂取する「物質」との間でどのようなダイナミックな関係にあるか，そしてその関係が，生活習慣病などにかかわる現代栄養学の課題となっていることを理解する必要がある。そこで本項では以下に，この2点について簡単に基礎的な説明を加えておくこととする。

## 1.2 栄養素の発見

まず摂取する「物質」としては，19世紀以降の生化学の急速な進歩により，その主要な成分として今日でいうところの五大栄養素，すなわち，エネルギー供給源の糖質，脂質，たんぱく質（身体を構成する基本的単位である細胞の構築素材でもある），体液や骨格などの構築素材である無機質（ミネラル），および，代謝や分化した特異機能を助ける微量有機成分であるビタミンが，ほぼ20世紀前半までに発見された。1世紀半に及ぶこの時代の科学的方法論は，それぞれの物質単独の機能を明らかにするための成分分析と精製純化，それに続く化学構造決定であったので，それらが物質として同定された段階で，それぞれを生物の生命活動を維持するため摂取する必要のある栄養の基本成分と考え，栄養素という名称が定着したのである。しかしその後の食品科学の進歩は，健康を維持することに寄与するさらに多くの機能性成分が，多様な形で食物中に存在することを明らかにし，また，すでに知られている五大栄養素についても上記のような基本機能のほかに，多様な役割をもっていることを明らかにしてきている。例えば，ビタミンCが抗壊血病作用のみでなく，抗酸化機能をもつことによって多様な疾病予防に寄与することがわかってきた。

## 1.3 新たな栄養問題

栄養素の発見により，日常の食事と人々の健康との密接な関係が具体的にわかってきたことから，国の食糧政策と保健政策とが協力する政治体制の構築へと向かうのは，至極当然の流れであろう。つまり，国民にとって必要な栄養素を十分かつ効率的に給与することで国民保健の目的を達成する行政面からの期待は，やがて，食品の栄養成分を実践に応用する専門家としての栄養士制度の設立や，学校給食のメニューづくりなどへと結実したわけである。しかし，食糧事情の改善は，結果的に新たな栄養問題をもたらすことになった。それは栄養にかかわる上述のキーワードのうち第二のもの――「代謝を営み」――に深く関係しているのである。

口を通じて摂取された栄養素など食品成分は，体内で生命活動を正常に営むよう秩序だって構築された物質代謝――消化，吸収，運搬，他物質への化学的変換，合成，分解など――を経て，最終産物として体外に排泄される。食物の形で摂取された主要な有機成分は，主として吸気中の酸素の助けでエネルギーに変換されて利用されるか，体成分として身体の一部となり，最終的に主として二酸化炭素と水，および尿素を体外に排出する。それらにかかわる体内の物質代謝は極めて複雑だが，システム化され，適切にバランスをとった生化学的諸反応で構成され，生体全体としての恒常性（ホメオスタシス：正常な生命活動を保障する体内生理的諸反応の定常状態）を維持している。20世紀後半以降，新たな国民栄養上の重大な保健問題となった生活習慣病（当時の「成人病」）は，食習慣の異常が主たる病因の一つである難治性の疾患群であるが，メカニズムとしてはいわば近代ライフスタイルが招いた栄養素の摂取の偏りの結果として起こった慢性代謝異常疾患群である。

この事実は，人々の保健・栄養対策上新しい戦略の必要性を示したのみでなく，栄養をめぐる科学的展開に新たな局面をもたらしたということができる。特に体内の栄養素関連の代謝反応は，摂取した食品成分や栄養素相互の代謝相関ネットワークの支配下にあり，さらに，運動やストレスといった生理的諸因子によって亢進あるいは抑制されると考えられる。とするならば，運動やストレスやその他の多様な現代的諸環境に対してどのように適切な栄養素摂取が図れるかという，極めて高度な課題が私たちにつきつけられることになるのである。さらに栄養戦略によるこの生活習慣病克服という極めて現代的課題は，食品レベルの栄養学から，それを摂取する生体レベル，特に，ヒトレベルでの体内代謝の特性の解明へと進展する方向づけが求められていることを示している。いわゆる「人間栄養学」の提唱である。人体は実験動物と違って，個人差や住環境の多様性など複雑な因子による影響が研究の対象として決定的に不利な条件となるが，近年は，それを大集団レベルでの統計的観察で補完する疫学研究に依存することが多くなっている。

なお，本項の最後に「栄養」の字について付記しておきたい。栄養はかつて「営養」と漢字表現され，中国や韓国などでは現在もそれが用いられているが，わが国では，国立栄養研究所（現在の国立研究開発法人医薬基盤・健康・栄養研究所）の創設者であり初代所長であった佐伯矩（さいきただす）博士により，健康にとってより積極的表現である「栄養」とすることが提唱され，以来わが国では，公的な文書を含めすべての分野でこの漢字が用いられている。

# 2. 栄養学の歴史

前項で述べてきた栄養の新しい視点を取り入れて，これを科学の視点から追究してきた栄養学の歴史は，いくつかのキーとなる重大な発見あるいは発想の転換点を境にし，下記のような諸時代に区分することができる。

## 2.1 ラボアジエ以前の時代

栄養学の歴史でフランスのアントワーヌ・ローレン・ラボアジエ（1743～1794）の存在を抜きに語ることは不可能である。彼の功績は物理学でいえばニュートンの功績にも相当するといわれ，生化学の祖であるばかりでなく，化学の親とさえ呼ばれている（図1-1）。

ラボアジエ以前にも，食と健康との関係をめぐっての各種の研究らしきものはあることはあった。その多くは食養生（食事による疾病治療法や健康法）に関するものであった。医学の祖といわれ，「節制の有効性」などで知られるヒポクラテス（BC460ごろ～BC370ごろ）でも，食療法については経験論か，独特の仮説にのっとったものにすぎず，みるべきものはなかった。生命の本体「プネウマ」を唱え，ヒポクラテスの体液学説（4種の体液が体質をかたちづくり，良い体液で健康，悪い体液で病気という）の支持者で有名なガレノス（129ごろ～200ごろ）は，その理論のおかげで栄養素欠乏による病因の発見を遅らせたとされているが，この学説はその後1500年ごろまでひろく信じられていたという。

中世になると，食療法とは別に，各種の食中毒の防止に関心が向けられたようである。特に，おりしも発展途上にあった都市部での非衛生的環境が，その傾向を助長したと思われる。1500年ごろから盛んになった新大陸との交流が，栄養的価値があり，そのうえ育てやすいじゃがいもなどの種々の食材をヨーロッパにもたらしたことは特記に値する。そのころの栄養関係の知見の多くは，食物の消化機構に関するものであった。一方，生体の機能についての重要な知見として，1600年代にはウイリアム・ハーヴィ（1578～1657）による血液循環の発見がよく知られている。

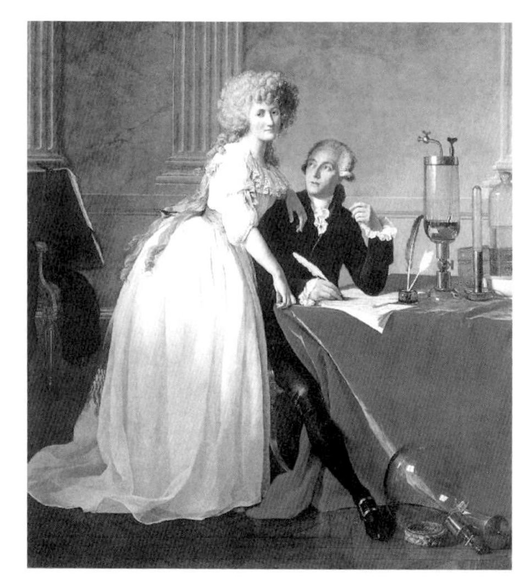

図1-1　ラボアジエ夫妻

## 2.2　ラボアジエによる新たな展開

ラボアジエの偉大さは，その画期的な業績に加え，たまたま夫人の実家との関係で生業とすることになった徴税請負人という運命と，彼の人生がフランス革命という大事件（1789年）と時を同じくしたことのため，ギロチン上の露と消えるという悲劇とともに科学史の中に深く刻まれている。

まずラボアジエは，物質の燃焼に関するそれまで長い間定説となっていた水が火によって燃焼し土となるという「フロギストン説」を打破し，酸化が酸素との結合によって起こることを巧みな実験により証明した。彼はそれを発展させ，動物，そして人間を対象として実験した結果，いずれも体内で酸素を使って燃焼と本質的に同じ現象が起こっていることを証明したのである。しかもそのために彼が開発した装置（図1-2）は，現在，ヒトのエネルギー消費量の評価に用いられているものと本質的に変わらないものであった。

しかし筆者の個人的な見解では，ラボアジエの偉大さは，ヒトを対象とした生理科学的実験に定量的概念を初めて適用したことにあると考える。しかも，その後も多くの研究で用いられてきた細胞培養細胞や組織片をすりつぶした試験管内やネズミの実験ではなく，（たぶん現在の倫理規定でも問題のない形で）生身の人間を用いて行ったことが注目されるのである。

現代においてもなお，例えばある食物のヒトにおける効果を証明するには，ヒトを対象とした観察でなければ結論できないとされている。健康食品などの有効性の根拠として巷に流布されている，いろいろの風説や中途半端な研究が問題になっているが，これはわが国の国民性ともいうべき定量的概念の欠如しやすい傾向のあらわれであろう。一般に生物学研究において厳密な定量性を確保するのは，高等生物になるほど困難なため，より単純な実験系が

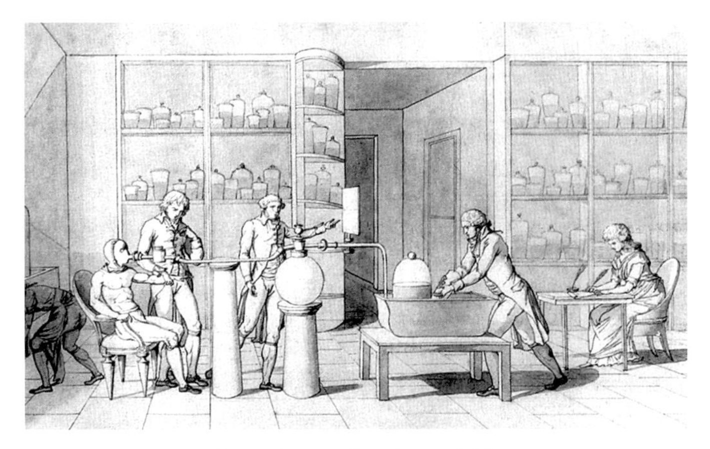

**図1-2　ラボアジエの実験**
（川島慶子：ラヴワジエ夫人―化学革命の女神か？，理科通信 サイエンスネット 第26号，数研出版，p.7，2006）

用いられている。事実，遺伝子の働きの本体を明らかにした分子生物学の実験も，最初は大腸菌やバクテリオファージ（ウイルスの一種）を用いている。しかし，栄養学のようにしばしばヒトの生活に直結するような科学においては，最終的にはヒトを対象とした検証が必須である。特に，現代の保健上の課題である生活習慣病をめぐる諸研究においては，動物実験モデルがヒトでの観察結果と必ずしも同様の結果が得られない場合が少なくないことが，多くの実例からもはや常識となっている。

## 2.3　三大栄養素の時代

ラボアジエに続く19世紀の栄養学は，三大栄養素（糖質，脂質，たんぱく質）の時代となった。その先鞭をつけたのはイギリスの医師であり科学者でもあったウイリアム・プラウト（1785～1850）である。彼は初期の技法による食品分析によって，糖，油状のもの，ならびに卵白様物質の3成分を分離した。そのほかにも多くの生体成分を分離同定した彼は，「医学と基礎生化学を結びつけた最初の人」と称されている。

三大栄養素のうち，脂質についてはフランスの化学者であるシュヴルイユ（1786～1889）がリードした。彼はコレステロールの発見者とされているが，一方で彼はまた，脂肪からグリセロールを分離することに成功し，脂肪の基本構成を明らかにした。また，脂肪酸塩から固形有機酸を作成し，「真珠の母」という意味の「マーガリン」と名づけるという，ロマンのセンスをもった研究者であり，当時としては希有な103歳という長寿を全うしたことでも知られている。

糖質は当初，その化学構造から化学研究者の間でシュミットが1884年に提唱した炭水化物（含水炭素）の名で呼ばれていた（現在この名称が栄養学界でも糖質に食物繊維を加えた総称として復活している）。糖質の化学構造の解明に大きく貢献したのは，歴史上2番目にノーベル化学賞受賞者になったドイツのエミル・フィッシャー（1852～1919）である。彼は糖のみでなく，特に生体機能成分として生物学的に最も重要なたんぱく質の分解産物であり，その基本構成単位であるアミノ酸の発見者としても有名である。このたんぱく質はその後，単なる栄養素としてばかりではなく，生物体の生命のカギを握る極めて特異な物質であり，実に生物と化学を結びつける原点といえる成分であるという，まさに，劇的な展開が20世紀にみられることになる。

これら三大栄養素をめぐる化学構造の解明の流れとは別に，ラボアジエが切り開いた生体エネルギー論の展開が，この三大栄養素が食物中にあってそのエネルギーの供給源をなすという発見にのっとって，さらなる三大栄養素研究の進展という形で進められた。これらの栄養素のエネルギー価に呼吸商（呼吸により排出される二酸化炭素と，体内に取り込まれる酸素との体積比）を実測することによりアプローチしたのが，ドイツのカール・フォン・フォイト（1831～1908）である。彼は栄養必要量を初めて定めたことで知られる。この業績を引き継いで三大栄養素の代謝を集大成したのがドイツのマックス・ルブナー（1854～1932）とアメリカのウィルバー・アトウォーター（1844～1907）で，今日常識となっているたんぱく質4，脂質9，糖質4という，グラム当たりの各エネルギー価係数が確立された。いわゆるアトウォーター係数と呼ばれるもので，これをもとに現在の食品成分表の基本形が提示された。やがてヒトのエネルギー代謝量が，基礎代謝量，活動代謝量，および特異動的作用量（今日でいうところの食事誘発産生熱量）で構成されているという，現在受け入れられている知識が完成された。

三大栄養素のエネルギー論とは別に，それぞれの体内中間代謝機構が明らかになってきたのは，19世紀も後半となってきたころである。特にたんぱく質の質的評価は，実践的にも重要な知識で，たんぱく質でも，ヒトの成長を効果的に促進するものとそうでないものがあり，のちにその違いが必須アミノ酸が十分含まれているかいないかによることが明らかになって，そのたんぱく質の価値が特定された。必須アミノ酸は人体内で合成できないものであって，その数は当初8種とされ（現在では9種），それぞれ必要量はどれくらいかを解明したのがウイリアム・カミング・ローズ（1887～1985）である。

## 2.4　代謝生化学の時代

さて，栄養素の代謝はまず摂取後の消化・吸収のプロセスから始まるが，この消化機構解明の先鞭をつけた中心の一人は，ホメオスタシス学説の提唱であまりにも有名なフランスの生理学者クロード・ベルナール（1813～1878）であり，その後の糖の中間代謝の研究，グリコーゲンの発見，内分泌という言葉を初めて用いたこと，赤血球が酸素を運搬する役割の解明から毛細血管の自律神経支配の研究まで，彼ほど身体の機能を広範な切り口から研究した者はいない。人体が，体温から物質代謝まで一定の動的平衡状態を保ち，その恒常性の破たんが疾病であるという，今日の生活習慣病時代に改めて見直されているあのホメオスタシス理論の成り立ちが，彼のそのような非凡な研究態度を背景としていることに，個別臓器医学への偏向への反省が叫ばれる昨今，いまさらながら深い感銘を受けるのである。

その後の物質代謝研究は個別のアミノ酸の代謝，たんぱく質中の窒素の処理機構としての尿素生成，ATP（アデノシン三リン酸）やクレブス回路（TCA回路）の発見など，中間代謝の生化学が20世紀前半に華々しく展開されたのはよく知られているとおりである。これら生化学面からの研究は20世紀後半の分子生物学の発展につながり，核酸とその生物学的意義の解明，たんぱく合成機構と遺伝のメカニズムといった，生物機能の根幹となる諸事実が物質レベルで次々に明らかにされる時代が到来するのである。

## 2.5 ビタミンなどの微量栄養素発見の時代

20世紀初頭はそれまでのマクロレベルの栄養学から，実験手法，特に，高度な分析技術の進歩が新たな分野を切り開いた。その中核をなすのが，微量摂取で十分だが生命維持に必須という特性をもった食品有機成分であるビタミンの発見である。事実，1日当たり数十g摂らなければならないたんぱく質に対し，これらの微量栄養素はせいぜい0.1g（例外的に多量必要とするビタミンCの場合で，なかには$\mu$g（マイクログラム）レベルのものもある）摂れば十分なのである。

古くから人々を悩ませてきた疾患の中に，脚気（かっけ）や壊血病，夜盲症やくる病（当時の一般的呼称）といったものがある。時あたかもコレラが猛威を振るったり，黒死病といわれるペストで集団的に多数の人が死亡する事件が欧州に起こった時期である。コッホやパスツールといった医学者が，次々にそれらの病因が微生物であることを発見して，感染症であることが知られた時期であった。そのため当初は，脚気などこれらの病気の原因も細菌感染が疑われていたが，やがてそれらの原因が食事にあること，それも，本来摂られるべき必須の食物成分がたまたま習慣的に摂取する食物から抜け落ちていたことが原因としてわかってきたのがビタミン発見の端緒となったのである。発見の経過も，主として動物を用いた実験的研究の成果であるものと，疫学的調査からわかってきたものとがあることは，現代の予防医学的研究に通じるものを感じさせる。

まず脚気であるが，この疾患は日本をはじめ，アジアの白米を主食とする国に多くみられたことに第一のヒントがあった。易疲労感から始まるその症状は，末梢神経障害（しびれや運動障害），胃腸障害，浮腫，やせから，やがて心臓肥大から心不全を起こし死亡に至る経過をたどる。重症な場合，急性心臓死に至るものがあり「脚気衝心」とわが国では呼ばれていた。

この疾患は，当時わが国でも結核と並ぶ深刻な国民保健上の問題となっていた。特に，軍隊のように激しい訓練で体力を消耗する若い人の集団に顕著であったので，その予防のため，後述のような初期の科学的アプローチがわが国でも強力に進められた。しかし，おそらく欧米のような動物実験モデルの手法や，アカデミズムとしての組織的つながりがなかったなどの理由で，オランダの衛生学者クリスチャン・エイクマン（1858～1930）に後れを取ったのである。たまたま彼は，オランダ領であった東南アジアで多発する脚気に出合い，これが鶏に起こる白米病（多発性神経炎）と類似し，鶏で詳しく調べると，白米の精製前の玄米を与えるか，精製する際に除去される米ぬかを与えると，この疾患が治癒することを認めたのである。彼の弟子グリーンスの指摘でこれが米ぬか中に含まれる脚気予防因子の効果であると考えて，ヒトについてもその結果を確認した。

そのあと，ポーランド生まれのアメリカ帰化研究者のカシミール・フンク（1884～1967）が米ぬかから脚気治療の有効成分を抽出し，それが一種のアミンであることから，1912年，生命に必要なアミンという意味の「ビタミン」と名づけた。同じ年，日本の鈴木梅太郎博士（1874～1943）が同様に米ぬかから抽出した有効成分を「オリザニン」と名づけてドイツの生化学誌に発表したことから，発見の栄誉の所属について議論が起こったことがよく知られている。

一方，たんぱく質の栄養実験の際，実験動物が，餌として純粋なたんぱく質，脂肪および炭水化物だけでは（さらにミネラルを加えても）十分な成長を遂げないことがわかってきて，成長を支える第四（正確には第五）の食品成分の存在が取り上げられていた。この事実を確認したイギリス最初の生化学者として著名なフレデリック・ホプキンス（1861～1947）は，純化した三大栄養素に必要なミネラルを加えた餌でネズミに成長不良を起こさせ，その餌に2～3 mL/日の全乳を与えたところ，成長が正常に行われるようになったことから，この乳中に副栄養素が存在すると唱えた。これはのちにアメリカのエルマー・ヴァーナー・マッカラム（1879～1967）により単離された眼病予防因子でもあるビタミンAであるが，ビタミンの発見者として先述のエイクマンとともに，ホプキンスはノーベル生理学・医学賞の受賞者となった。

これらを皮切りに，微量栄養素の存在に専門家の目が集中し，脂溶性のビタミンA，D，E，K，ならびに水溶性のビタミンB群やCの発見が続き，水溶性のB群からはさらに$B_1$，$B_2$，$B_6$，$B_{12}$，ナイアシン，葉酸，ビオチン，パントテン酸が次々に報告され，20世紀前半の栄養学はまさにビタミンの花盛りといった活況を呈した。ノーベル生理学・医学賞も，これら個別のビタミンの発見に対し授与されたものが少なくなかった時代でもあった。もっとも，新しいビタミンというふれこみの報告後に，誤りの訂正や，既発見のビタミンとの同一性が指摘されたり，通し番号やアルファベットの名称より化学名のほうが一般的に用いられたり等の理由で，空き番号やアルファベットの欠番が生じたそのことからも，この時代のビタミンをめぐる熱狂といささかの混乱をうかがうことができる。

この時期，一方で生化学がそれまでの静的で記述的な時代を超えて，酵素や代謝経路の発見，さらにその調節機構などという，新たな動的生化学の時代となった。体内の代謝制御をめぐって，酵素科学の進歩が明らかにしたさまざまな反応調節機構が検討されていた。栄養学により，各種欠乏症予防因子として解明されたビタミン（多くは水溶性）が，特定酵素の活性促進や活性発現に必要とされる補酵素，ないしその前駆体になっていたという事実は，まさに，栄養学と生化学の接点ともいうべき，偉大な歴史的事件といえる。

## 2.6 わが国の栄養学の歴史

わが国での栄養学の成り立ちは，東洋医学の影響と経験論を背景にしたものであったが，さらに宗教的精神風土に育った精進料理などの形も加わって長い時期を過ごしてきたのち，それまでの個別的な記述の集約ともいうべき貝原益軒（かいばらえきけん）（1630～1714）の『養生訓』のような形で後世に残る初期的理論が形成されたとみられる。明治維新前後になってそのような東洋医学の伝統のうえに急速な西洋医学の影響の浸透が加わって，多面的な様相を呈してきたようである。しかし，イギリスを中心とした産業革命の流れは，いわゆる富国強兵策とも相まって，欧米の科学の合理的考え方が国の保健行政のいき方として受け入れられるようになり，医学においても，明治維新前における蘭学の流れを引き継ぐことに始まり，オランダ医学からフランス，イギリス，ドイツ医学と目まぐるしく多様な影響が試された。特に日清，日露，日華と目まぐるしく戦火にまみれ，栄養学のニーズも次第に強く富国強兵へと傾いていったのは，ごく自然の成り行きでもあったと思われる。その中で生じたのが，有名な脚気対策をめぐる科学的アプローチとそれをめぐる論争である。

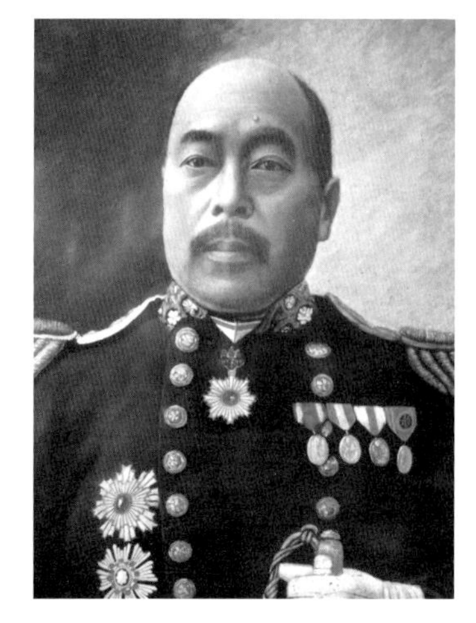

**図1-3　高木兼寛**

この時期のわが国では，先に述べたように，脚気が国民病といわれるくらい猛威を振るっており，大正12（1923）年には年間死亡総数約27,000人に達する惨状にあった。戦いに明け暮れていた軍部の特に大きな悩みが，軍隊の中でこの脚気の多発が戦力そのものに悪影響を及ぼしていることであった。当時陸軍の軍医総監であった森林太郎（鷗外，1862～1922）と海軍の軍医総監高木兼寛（1849～1920）（図1-3）は，それぞれの健康管理責任者として有効な脚気対策という課題に追われることになったのである。もともと古く江戸時代からこの疾患は，田舎に少なく江戸など大都市に多発し，地方から江戸に出てくると罹病する傾向から「江戸患い」とまで呼ばれていた。また金持ちに多く，一般庶民に少ないことが知られている。つまり上流社会の生活習慣病である。そのことからどうも，美味と食べやすさから米を精製して供した白米がこの疾患の発症に何らかの関係をもっていたと一部では考えられていた可能性がある。

ドイツに留学していた陸軍の森総監は，脚気の原因として感染症を疑っていたと伝えられ，食事にはあまり関心を払っていなかったとされている（このへんはいささか誇張もあるとする説もあるが）。これに対しイギリスに留学した高木総監は，先述のホプキンスの影響を受けたともいわれ，欧米に少ない脚気が日本に多いのは，洋食と和食との違いではないかと考えたのである。おりしも376名を乗せた練習艦が遠洋航海に出て，169名という多数の乗員が脚気に罹患し，うち25名が死亡するという事件が起こった。そこで彼は同じ大きさの軍艦を使い，同じ季節に同じ航路を航海させ，食事のみ和食に代えて洋食を提供するという実験に踏み切った。これは，それまでの世界でもなかった食事による介入実験疫学的研究にあたる。その結果は見事成功し，18名の脚気患者を出したのみで，残りの乗員全員が元気に航海を終えたのである。さらに調べると，この18名はどうしても洋食が食べられず，やむを得ず従来の和食を食べて過ごしたことがわかり，ほぼ100％の確かさで脚気が食事に原因ありと結論づけたのである。

これは世界に誇ってよいわが国最初の栄養疫学の成果といえる。それ以降，海軍の兵食は改められ，米飯を減らし，パンと牛乳を加え，たんぱく質と野菜を増やしたところ，海軍においては脚気の罹患率を劇的に減らすことに成功し，脚気による死者は事実上皆無となった。その後，白米食を麦食に変えることで脚気が予防できることが明らかとなり，国民の脚気死亡率も激減した。陸軍はその後もしばらく白米食を続けたために，日露戦争では，戦いのせいでなく脚気のせいで多くの兵を失ったとされるが，記述との時期的なずれなど，多少話に誇張があるともいわれている。また，森林太郎総監も，陸軍当局者の頑迷ぶりに抗しえなかったともいわれている。いずれにせよ，縦割り行政の弊害が，このような国家危急のおりにも影を落としていたのである。

惜しいことに，高木兼寛にノーベル賞受賞のチャンスはなかった。彼は脚気の病因につながるメカニズムとして，新しい栄養素が関与したとは考えず，たんぱく質に原因ありと考えたようである。しかしこの業績は，近代的人間栄養学の先駆けともいえる，わが国栄養学史の輝ける1ページといって差し支えない。

脚気予防因子に関する研究では，先に述べたように東京大学農学部教授であった鈴木梅太郎の業績もまた，わが国が誇ってもよいものである。惜しくも彼の報告した「オリザニン」の名を世界に残すことはできなかったが，この流れは食品栄養学の発展として後進に受け継がれ，食品の第三の機能提唱などの業績で，世界に大きな影響を及ぼしているのである。

## 2.7 人間栄養学のその後の流れ

### （1）健康づくり・生活習慣病対応の栄養学

20世紀後半は栄養学にとって大きな変革の時期となった。それまでの同世紀前半に主流をなしたビタミン中心の研究は，ビタミン$B_{12}$の構造決定をもって一応の段階を終えたといえる。その後の栄養学は実践面が強調され，公衆衛生面や臨床栄養面でいかにこれまで得た知識を応用していくかが中心となる時代となったと，多くの識者が考えていたと思われる。しかし新しい時代は，まったく別のほうからやってきた。いわゆる，生活習慣病の時代である。

まず，先進国を中心とした国々における国民の疾病構造が大きく変わったことに問題が始まった。いうまでもなく感染症の減少と脳卒中，心疾患，がんといった慢性非感染性疾患の劇的な増加である。その多くが食生活を含む近代的生活習慣の中での栄養の偏りや，身体活動の不足，喫煙，飲酒，ストレス不適応などが背景とされており，わが国では糖尿病が第二の国民病などといわれるようになった。さらに，内臓肥満に由来するメタボリックシンドロームが動脈硬化や高血圧，脂質異常症，糖尿病の複合的病態をもたらすとされるに至り，欧米を中心とした先進産業化社会における栄養学にまったく質の違ったニーズをもたらした。その中心課題は，摂取栄養素とそれらの生活習慣がもたらす体内代謝の異常との関連の解明である。さらに進んで，ヒトの体内諸器官全体を統括するシステムに及ぼす栄養の影響である。

一方，体内のこのような統括システムは当然ながら，その人の性別，年齢，体格，遺伝的素因，生活習慣などによってさまざまな違った形の影響を受けている。これらを栄養学的特性という切り口で把握し，それを分析する技術につながる研究が求められる。

### （2）分子栄養学や時間栄養学への展開

さらに近年，ライフステージの特定の時期に必要な栄養素の種類と量という考えが重要であるという研究結果が蓄積しつつある。いわば時間軸という，新たな次元を取り入れた栄養学である。すでに，胎生期のある限られた時期に母体が特定の栄養素を十分に摂ることが，その子の遠い将来の健康の確保につながるという事実が明らかになっている。これは，適切な遺伝子発現がその時点での栄養状態次第で左右されるという分子生物学レベルでの推論にもつながっており，栄養摂取の適切性には，摂取のタイミングまで含まれているという，時間栄養学ともいわれる新しい魅力的な分野の開拓にまでつながりつつある。

このような複雑な情報伝達と需要のメカニズムが，適切な生活習慣，特に適切な食事による制御が可能となるか，今後，次元のより高い栄養学の展開が期待される。

**参考文献**


・島薗順雄：栄養学の歴史，朝倉書店（1989）
・糸川嘉則ほか編著：栄養学総論，南江堂（2001）
・Walter Gratzer : Terrors of the Table : The Curious History of Nutrition（2005）（水上茂樹訳：栄養学の歴史，講談社（2008））
・萩原弘道：日本栄養学史，国民栄養協会（1960）
・吉川春寿：からだと食物，岩波書店（1977）

# 第2章 健康と栄養・食生活

ヒトは，体外から栄養を補給し生命活動を営んでいる。栄養とは，「生物が外界から物質を摂取し代謝してエネルギーを得，またこれを同化して生長すること。また，その摂取する物質」（広辞苑）[1]と記されている。そして，栄養のために摂取する物質を栄養素という。栄養摂取，つまり食べることは，生きるために不可欠な糧であり行動である。生物はそれほど意識をしなくとも，エネルギー消費と供給のバランスを保つために摂食を調節している。つまり食欲や空腹感は，生命を維持するために生まれつき備わった本能的な内臓感覚である。

しかし，社会環境が変化し，近代化が進むとともに，オートメーション化による運動不足を招き，経済発展に伴う経済・流通産業の発達により，食品が容易に好きなときに好きなだけ手に入るようになってきた。こういった背景の変化によって栄養の過剰摂取やアンバランスが起こり，人々の健康を損ない，生活習慣病を蔓延させてきた。

2002（平成14）年には，国民保健の向上を目的として「健康増進法」が制定され，21世紀の国民健康づくり運動が推進された。また，2000（平成12）年には，早世を減らし要介護期間を短縮して自立生活のできる長寿（健康長寿）をめざす「健康日本21」が始まり，2011（平成23）年には，最終評価が公表された。さらに，2013（平成25）年度からは，健康寿命の延伸と健康格差の縮少の実現に向け「健康日本21（第二次）」が開始されている。

本章では，健康を維持・増進するための生活のあり方について，日本の現状を確認しながら，健康づくりのための生活習慣の確立の意義と栄養・食生活について考えたい。

## 1. 生体リズム

ヒトの生命現象は巧妙なしくみのバイオリズムによって維持されている。健康状態を良好に保つためには，そのバイオリズムを生かした生活のリズムを習慣化することが大切である。バイオリズムとは，生命現象にみられる周期的変化を指す。このしくみが一つでも乱れると全身のメカニズムに影響をきたし，心身の不調や健康不良を起こすことがある。バイオリズムは，生命進化の過程で遺伝子に組み込まれた自律性をもつところが大きな特質であり，それを乱さない生活習慣を心がけることが大切である。

### 1.1 時計遺伝子

近年，時間栄養学の考え方が健康づくりに活用されている。ヒトは，季節や月などを単位として生体リズムを刻み，覚醒と睡眠を軸に日周リズム（サーカディアンリズム）を保っている。これらは時計遺伝子ともいわれ，自律的に約25時間の周期で概日（がいじつ）リズムをつくって，生体細胞の多くを活動させる。主に時計遺伝子は，朝の光で位相（いそう）（時計の針の位置）を修正し，概日リズムを1日24時間の日周リズムに変え，朝食などの摂食行動で位相を合わせて調節している。朝食の摂食は生体リズムを調整するうえでも重要となる。

**コラム**

### 海外旅行と時差ボケ

海外旅行で起きる「時差ボケ」は，東西の移動距離が長いほどひどくなる。ヒトの日周期リズムは約25時間であるため，1日24時間より延長する西方向は順応が早く，24時間が短縮される東方向は順応が遅くなるといわれている。対応として，飛行機内で現地の日照時間に合わせた睡眠時間の調整を行うことや，睡眠のリズムを整える栄養素として，ビタミン$B_{12}$のサプリメントが使用されることもある。

## 1.2　朝食と生体への影響

朝食が食習慣の中でも，極めて重要視される理由に，脳活動への影響がある。

脳の唯一のエネルギー源は，糖質（グルコース）である。これは，炭水化物に含まれ，食品では，ご飯（白米），パン，もち，うどん，パスタなどに多く存在する栄養素である。朝食を欠食した場合，体内の糖質量が減少し，脳エネルギーの枯渇を招き，脳のエネルギー不足を引き起こす。そのため，朝食欠食は，脳の活動性を弱めると考えられている。

実際，朝食の欠食は学業成績に影響を与えることを示す報告があり，朝食を「毎日食べている」グループは，「あまり食べていない」「全く食べていない」児童・生徒に比べ約2割，学業成績が良いとされている（図2-1）。

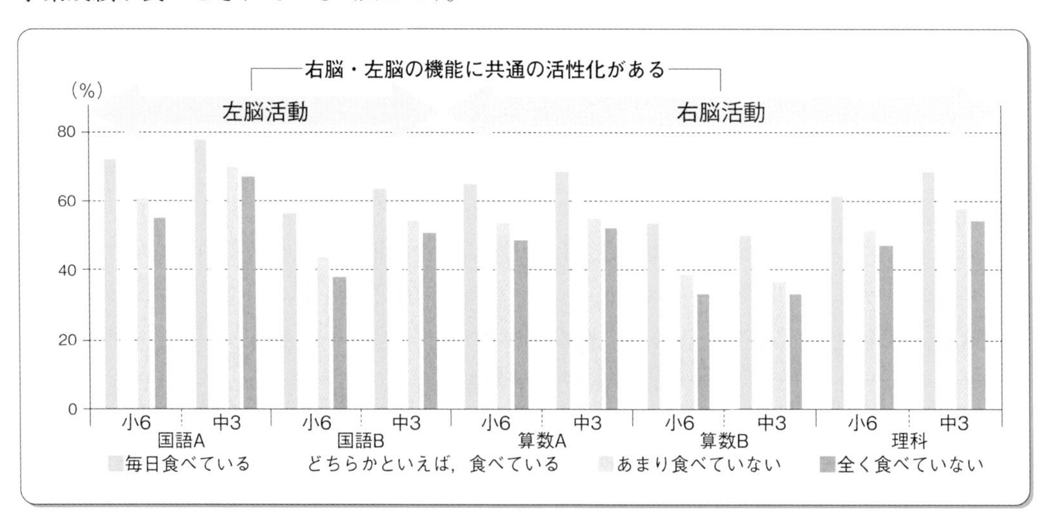


**図2-1　朝食摂取と学力（平均正答率）との関係**

※Aは主として「知識」に関する問題，Bは主として「活用」に関する問題
（国立教育政策研究所，文部科学省：平成30年度全国学力・学習状況調査　クロス集計，2018）

**表2-1　朝食欠食による生体への影響**

| | |
|---|---|
| 1 | 朝食を摂食しない場合，エネルギー代謝が低下し，体温が低くなる。 |
| 2 | 血糖の低下により，筋たんぱく質を分解し，糖質をつくる糖新生が高まる。そのため，筋量が減少する。ひいては，体力低下とエネルギー代謝の低下を招き，やせにくく，リバウンドしやすくなる。 |
| 3 | 朝食欠食後の食欲亢進によって，過剰摂取や急激な血糖上昇が起き，インスリンによって脂肪細胞に取り込まれる。肥満につながる。 |
| 4 | 時計遺伝子の防衛反応によって，生体は飢餓状態と感知し，脂肪の合成を促進する。つまり，肥満の原因となる。 |

これらの研究は，大学生やサラリーマンを対象にも実施されており，どの年代においても同様の結果を示している。また，その他，朝食有無と脳の活動性への影響として，運転時の交通事故発生率を運転シミュレーターを用いて行った研究では，朝食欠食者は，スピードが70 km/hを超えると交通事故率が高くなっている[2)]。このように，朝食は，日常生活に大きな影響を与えると考えられる。表2-1に朝食欠食の生体への影響を紹介しておく。

### 1.3　バイオリズムとホメオスタシス

バイオリズムにみられる生命現象の周期的変化は，季節や日周（昼と夜）など生体の外部環境の変化に対応している。これは，生体に備わるホメオスタシス（恒常性）で調節される内部環境の一つである。ヒトは，内部環境である体温，血漿，体液量，組成，濃度，pHなどを生存に最も適した一定の状態に保つ機能をもっている。これをホメオスタシスという。バイオリズムはホメオスタシスによって保たれ，この働きは，生活環境の変化に応じた良好な体調や健康・栄養管理に重要である。そのため，バイオリズムを崩さない規則正しい生活習慣が大切である。

## 2．健康の三大原則（食事，運動，休養）

### 2.1　健康の概念

健康の捉え方は，人によってさまざまであると思われるが，世界保健機関（World Health Organization：WHO）は，憲章前文（1948年）に「健康とは，身体的（physical），精神的（mental）および社会的（social）に完全に調和のとれた良い状態のことであり，単に病気や病弱でないというだけではない」と定義した。その後，時代の変遷とともに1998～1999年にWHOの健康定義にスピリチュアル（spiritual）とダイナミック（dynamic）の二つの語を追加しようという動きがあったが，WHO憲章の改正には至らなかった[3)]。spiritualとは，人間の尊厳の確保や生活の質を考えるために必要な本質的なものを指し，dynamicとは，健康と疾病は別のものではなく，連続したものであるという意味に用いられた。その後，現在に至るまで基本的な健康の定義は変わっていない。

わが国の疾病の変化をみると，戦前やその直後は，結核などの感染症が日本人の死因第1

位を占めていた。その時代では，病気にかからないことが健康であることと捉えられていた。その後の高度経済成長とともにわれわれの生活は豊かになり，医療・保健衛生水準の向上に伴って世界有数の長寿国となった。

現在では，国民の健康増進が施策の中心となり，生活習慣病予防が重要課題となっている。そのために推進されている施策が，21世紀における国民健康づくり運動「健康日本21」およびそれに続く「健康日本21（第二次）」である。

## 2.2 健 康 度

健康は，単に病気でない状態だけを指すものではない。健康にみえても何らかの疾患が潜んでいることもあれば，疾患があったとしても日常生活に何ら影響がなく，日々の暮らしを送ることができる場合もある。健康と不健康に明確な境はないが，健康から不健康，そして病気に移行していく関係性は変わらない。ヒトの健康の度合いを示した指標を健康度という。健康の程度は，その人の心身の状態が健康から病気までのどこにあるかで評価することができるが，現在のところまだ抽象的概念であり，数量で表現できない（図2-2）。

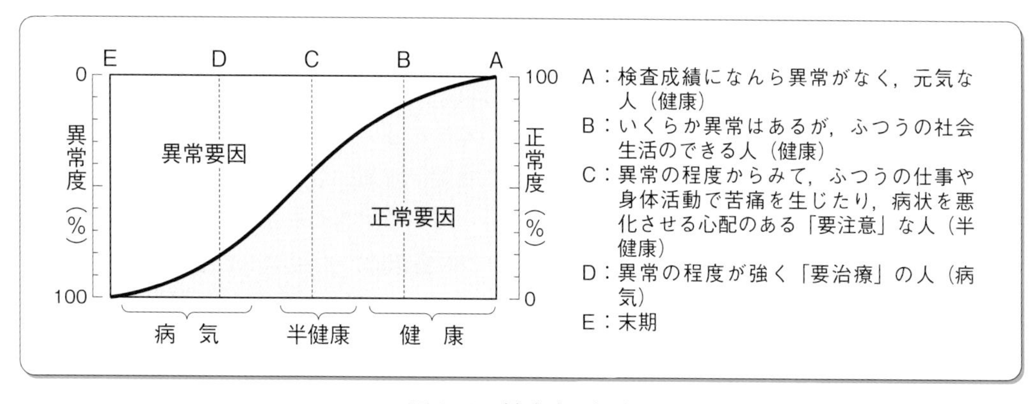


図2-2　健康度の概念

## 2.3 21世紀の国民健康づくり運動

わが国の健康増進施策は，1964（昭和39）年の東京オリンピック以降に積極的な取り組みが行われるようになり，1988（昭和63）年から，80歳になっても自分自身で自立した生活ができ，社会参加もできることをめざした「アクティブ80ヘルスプラン」が健康づくりの施策として推進されてきた。

その後，2000（平成12）年に健康長寿をめざす「健康日本21」，2013（平成25）年には「健康日本21（第二次）」が施行されている。この計画の基本的な方向として，①健康寿命の延伸と健康格差の縮小，②主要な生活習慣病の発症予防と重症化予防，③社会生活を営むために必要な機能の維持及び向上，④健康を支え，守るための社会環境の整備，⑤栄養・食生活，身体活動・運動，休養，飲酒，喫煙及び歯・口腔の健康に関する生活習慣および社会環境の改善の5つが提案された。つまり，個人の生活習慣の改善および個人を取り巻く社会環境の改善を通じて，生活習慣病の発症予防・重症化予防を図るとともに，社会生活機能低下の低減による生活の質の向上を図り，また，健康のための資源へのアクセスの改善と公平性の確保を図るとともに，社会参加の機会の増加による社会環境の質の向上を図り，結果として健康寿命の延伸・健康格差の縮小の実現をめざしたものである[4)]。

### （1）日本人の寿命

寿命を示すものとして，平均寿命と健康寿命がある。平均寿命とは，0（ゼロ）歳の人が肉体的に何歳まで生きられるかを予測した平均余命である。健康寿命とは，平均寿命から重いけがや病気による障害期間を差し引いた年数を指す。

「健康日本21（第二次）」の目標として，健康寿命の延伸があげられている。近年，わが国は超少子高齢社会となり，人口動態の変化が影響し，平均寿命や健康寿命，さらには日本人の疾病構造や死因にも変化をきたしている。表2－2にはWHOによる日本と世界の平均寿命を示した。長寿大国日本と長く呼ばれてきた，2016（平成28）年のわが国の男女平均寿命は84.2歳で世界第1位，男性81.1歳で第2位，女性は87.1歳で第1位となっている。

一方，健康寿命はWHOの2020（令和2）年の報告では，シンガポールの健康寿命が最も高い結果であった（表2－3）。2019（令和元）年，厚生労働省は，日本人の平均寿命は男性81.41歳，女性87.45歳であり，女性は7年連続，男性が8年連続で過去最高を更新している。しかし，問題は平均寿命と健康寿命との差が約10年あることである（第9章，p.115参照）。

**表2-2　日本と世界の平均寿命（2016年）**

| 国　名 | 男性（歳） | 女性（歳） |
|---|---|---|
| 日本 | 81.1 | 87.1 |
| アメリカ | 76.1 | 81.1 |
| イギリス | 79.7 | 83.2 |
| フランス | 80.1 | 85.7 |
| ドイツ | 78.7 | 83.3 |
| イタリア | 80.5 | 84.9 |
| 中国 | 75.0 | 77.9 |
| 韓国 | 79.5 | 85.6 |

（WHO：Monitoring health for the SDGs, 2020（世界保健統計2020年版））

**表2-3　日本と世界の健康寿命（2016年）**

| 順位 | 国　名 | 年齢（歳） |
|---|---|---|
| 1 | シンガポール | 76.2 |
| 2 | 日本 | 74.8 |
| 3 | スペイン | 73.8 |
| 4 | スイス | 73.5 |
| 5 | フランス | 73.4 |
| 6 | キプロス | 73.3 |
| 7 | イタリア | 73.2 |
| 8 | ノルウェー | 73 |
| 9 | イスラエル | 72.9 |
| 10 | ニュージーランド | 72.8 |

（WHO：Monitoring health for the SDGs, 2020（世界保健統計2020年版））

### （2）日本人の死因

疾病構造は，過去の感染症などの急性期疾患の減少から，現在では，がん（癌）や循環器疾患など生活習慣病が要因として引き起こされる慢性疾患の増加が大きな課題となっている。加えて，高齢化に伴う寝たきりや認知症による健康寿命の短縮につながる障害も増加している。これらを背景に，日本人の死因にも変化がみられるようになってきた（表2－4）。

日本人の死亡数・死亡率（人口10万対）を死因順位別にみると，2011（平成23）年以降，第1位は悪性新生物（がん），第2位は心疾患，第3位は肺炎，第4位は脳血管疾患となった。肺

表2-4　死因順位別死亡数の年次推移

| | 2000（平成12）年 | | 2010（平成22）年 | | 2015（平成27）年 | | 2019（令和元）年 | |
|---|---|---|---|---|---|---|---|---|
| 死因順位 | 死　因 | 死亡数 | 死　因 | 死亡数 | 死　因 | 死亡数 | 死　因 | 死亡数 |
| 第1位 | 悪性新生物 | 295,484 | 悪性新生物 | 353,499 | 悪性新生物 | 370,346 | 悪性新生物 | 376,392 |
| 第2位 | 心疾患 | 146,741 | 心疾患 | 189,360 | 心疾患 | 196,113 | 心疾患 | 207,628 |
| 第3位 | 脳血管疾患 | 132,529 | 脳血管疾患 | 123,461 | 肺炎 | 120,953 | 老衰 | 121,868 |
| 第4位 | 肺炎 | 86,938 | 肺炎 | 118,888 | 脳血管疾患 | 111,973 | 脳血管疾患 | 106,506 |

（厚生労働省：令和元年人口動態統計月報年計，2019）

炎が，脳血管疾患を抜いて第4位から第3位に上がってきた（ただし，2017（平成29）年以降，統計分類の変更により減少した。2019年は約95,500人）。肺炎は誤嚥（ごえん）から発症する誤嚥性肺炎が考えられる。また，老衰は，1947（昭和22）年をピークに低下傾向が続いたが，2001（平成13）年以降は上昇して，2018（平成30）年には，脳血管疾患にかわり第3位となった。いずれにしても高齢者の増加が大きく影響している。

## 2.4　食生活と健康

前述（p.16）のとおり「健康日本21（第二次）」の基本的な方向性として5つが提案された。中でも①～④を実現するため，国民の健康の増進を形成する基本要素となる⑤栄養・食生活，身体活動・運動，休養，飲酒，喫煙及び歯・口腔の健康に関する生活習慣の改善が重要な課題である。ここでは，健康づくりの3本柱について述べる。

### （1）栄養・食生活

日本人の食生活の変化は，エネルギー摂取量の増減はあまりみられない。問題となるのは，食品の種目別供給量が大きく変容していることである。図2-3に示すように，大きく減少した食品として，穀類が目立ってみられる。また，2000～2010（平成12～22）年を比較すると，野菜，牛乳・乳製品，果実，魚介類の供給量が減少傾向を示している。

一方，肉類のみ1970年以降に約2倍以上の供給量に増加している。これら食品の種類の供給量が変化したことにより，栄養素摂取量にも変化が起こった。つまり，穀類の減少によって炭水化物摂取量が減り，肉類の増加によって，動物性食品に含まれる脂質摂取の増加につながった。食卓で表現すると，主食が減少し，主菜が増加した形態にあるといえる。

脂質摂取の増加は，がん，心疾患，脳血管疾患など生活習慣病の要因にもなるため，一汁三菜を中心に，食事バランスガイド（p.70参照）を考慮した各食品の適正な摂取が望まれる。

### （2）身体活動・運動

身体活動は，骨格筋の収縮を伴う安静時よりもエネルギー消費量を高める身体の状態を指している。身体活動は，主に日常生活における労働や家事などの生活活動と，体力の保持・増進を目的とした運動の二つに分けられる。身体活動・運動の増加は，血液の循環を良くし，効果として体力の保持・増進，精神的ストレスの解消，生活習慣病の予防・治療につな

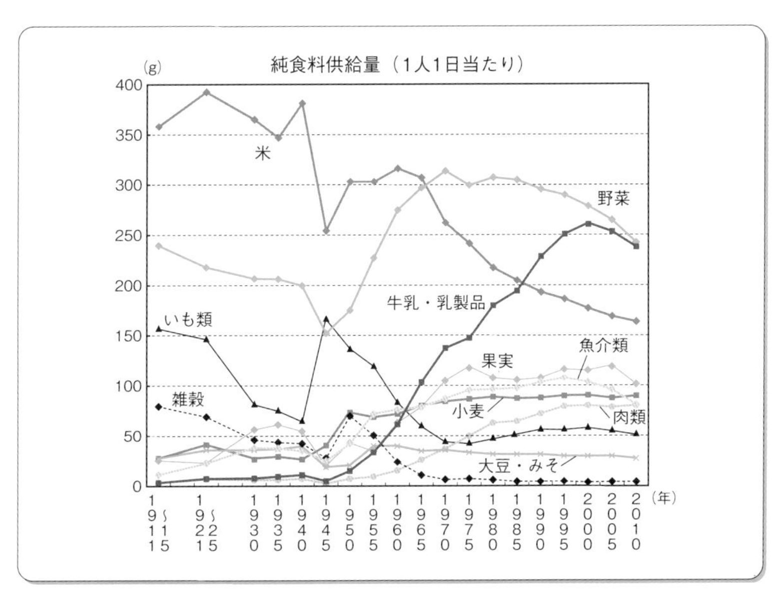


**図2-3　1911（明治44）年以降の日本の食生活の変化**
（農林水産省：食料需給表，食料需給に関する基本統計）

がると考えられている。その結果，肥満の改善，糖代謝能の正常化，血圧を下げる，骨粗しょう症の予防，認知症の予防効果が期待されている。

厚生労働省では，2006（平成18）年に「健康づくりのための運動基準2006」と「健康づくりのための運動指針（エクササイズガイド2006）」を発表した。2013（平成25）年にはそれらを改定し「健康づくりのための身体活動基準2013」と「健康づくりのための身体活動指針2013（アクティブガイド）」が発表された。運動実践の参考にされたい。また，運動習慣ありとする基準は，表2-5に示した。「健康日本21」の結果報告では，特に女性の1日平均歩数が大幅に減少しており，女性への運動習慣の定着化が課題である。

**表2-5　「運動習慣あり」の判定基準**

| | |
|---|---|
| 1 | 頻度：1週間に2日以上，1回30分以上 |
| 2 | 強さ：少し息がはずむ・少し汗ばむ程度 |
| 3 | 種類：スポーツ・レジャー・趣味・家事など |
| 4 | 1年以上継続している |

（石川兵衛：生活習慣病の予防　健康づくりへのアプローチ　第4版　―生活習慣改善マニュアル―，文光堂，p.77，2010）

## （3）休養・心の健康づくり

複雑な社会構造の中で，私たちはさまざまなストレスを受けている。年齢や性別にかかわらず，心とからだは深く関係しており，心身の充実を図るためにも休養は大切である。

休養には，労働や活動によって生じた心身の疲労を安静や睡眠などで解消し，活力を回復するための消極的休養と，心とからだと社会生活のための活力を養うための能動的休養がある。前者は，疲労回復の意味合いが大きく，後者は，趣味などによるストレスの発散につながると考えられる。十分なストレスの解消がみられない場合，神経症や心身症など病気を招く原因ともなるため，生活の質を高めて維持するには，ストレス状態に早く気づき，個人に合った解消法を見出しておくことが大切である。

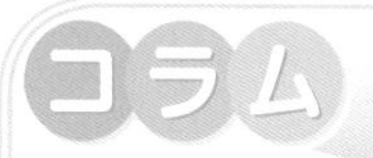

### 「健康日本21」の成果

「健康日本21」は，2000年を軸に2010年の日本人の健康増進をめざしたものである。しかし，その期間は実施中に2012年まで延長され，2007年には中間報告が行われ，2011年には最終評価が報告された。主なものとして，次のように報告されている[5)]。

① **生活習慣における達成状況**：栄養状態，栄養素・食物摂取については，女性（40～60歳代）の肥満，食塩摂取量には改善がみられたが，脂肪エネルギー比率や野菜の摂取量などについては改善がみられなかった。

② **知識・態度・行動の変容**：自分の適正体重を維持できる食事量を理解している人の割合，メタボリックシンドロームを認知している割合など知識や態度レベルでは改善がみられたが，朝食欠食など行動レベルの変容にまで至らなかったものもある。

③ **行動変容のための環境づくり**：ヘルシーメニューの提供や学習・活動への参加について改善がみられた。

④ **性・年代別の結果**：男性の20歳代から30歳代にかけて肥満者の割合が増大することが示唆されるとともに，男女ともに20歳代で他の年代に比べ，脂肪エネルギーの摂取比率が30％以上の者の割合が最も高く，野菜摂取量が最も少なく，朝食欠食率が最も高く，体重コントロールを実践する人の割合が最も低いという結果であった。


#### ■引用文献

1）新村出編：広辞苑（第七版），岩波書店（2018）
2）Kerl J., Huber G., Lehmann M. *et al.*：Infuluence of dextrose on driving performance, ability to concentrate, circulation and metabolism in the automobile simulator（double-blind study in crossover design），*Aktuelle Ernahrungsmedizin* 7, 7-14（1982）
3）臼田寛，玉城英彦：WHO憲章の健康定義が改正に至らなかった経緯，日本公衆衛生雑誌，**47**，1013-1017（2000）
4）厚生労働省，厚生科学審議会地域保健健康増進栄養部会次期国民健康づくり運動プラン策定専門委員会：健康日本21（第2次）の推進に関する参考資料（2012）
5）厚生労働省，健康日本21評価作業チーム：「健康日本21」最終評価（2011）

#### ■参考文献

・石川兵衞：生活習慣病の予防　健康づくりへのアプローチ（第4版）―生活習慣改善マニュアル―，文光堂（2010）
・日本栄養・食糧学会監修：時間栄養学　時計遺伝子と食事のリズム，女子栄養大学出版部（2009）

# 第3章 食品の成分と機能

食品には，体内でエネルギー源となる三大栄養素の炭水化物（糖質），脂質，たんぱく質や，身体機能を調節するビタミン，ミネラル（無機質）の栄養素が含まれている。ヒトのからだは約半分が水分であるため，生命を維持するには食品から摂取する水分も重要である。食品成分は多様な機能があり，栄養，嗜好（おいしさ），健康維持や増進にかかわっている。

## 1. 三大栄養素

食品に含まれている成分でからだの生命活動を維持し，正常な生活を営むのに必要な成分を栄養素と呼び，炭水化物，脂質，たんぱく質，ミネラル（無機質），ビタミンに大きく分類され，これらは五大栄養素といわれる（表3-1）。炭水化物（主に糖質），脂質，たんぱく質は，毎日比較的多量に必要な栄養素で三大栄養素と呼び，主としてエネルギー源になる。ミネラルとビタミンの必要量は比較的少量または微量でよく，代謝の調節作用によりからだの働きを整える役割がある。ミネラルは電解質として体液の成分や神経，筋肉の働きを助ける。

**表3-1　栄養素の機能と主な供給源**

| 栄養素 | 機　能 | 多く含む食品 |
|---|---|---|
| 炭水化物（主に糖質） | エネルギー源となる | 米，小麦，とうもろこし等の穀類，いも類，砂糖，はちみつ，水あめ |
| 脂質 | エネルギー源となる<br>細胞膜の構成成分 | 大豆油等の植物油，バター，ラード等の動物脂 |
| たんぱく質 | エネルギー源となる<br>からだの構成成分（筋肉，血液，毛髪，爪など）<br>代謝の調節作用（酵素，ホルモン） | 牛・豚・鶏などの肉類，魚介類，卵類，牛乳，乳製品，大豆・大豆製品等 |
| ミネラル（無機質） | からだの構成成分（骨，歯）<br>代謝の調節作用 | 野菜類，果実類，海藻類，いも類等 |
| ビタミン | 代謝の調節作用 | |

### 1.1 炭水化物

炭水化物は炭素，水素，酸素よりなり，$C_mH_{2n}O_n$ の組成をもつ化合物を基礎とする多様な化合物群の総称である。米やいも類に含まれるでん粉を加水分解するとグルコース（ブドウ糖）となる。グルコースのようにそれ以上加水分解されない炭水化物を単糖といい，単糖が少数個結合して生成したものを少糖（オリゴ糖），多数結合したものを多糖という（表3-2）。炭水化物のうち人間の消化管で消化・吸収されるものを糖質，消化されないものを食物繊維と呼んで区別する。オリゴ糖以下の低分子量の炭水化物は糖類と通称され，水によく溶け，甘味がある。すなわち，糖質と食物繊維を合わせ，炭水化物と呼ぶこととされている。

**表3-2　主な炭水化物（糖質）の種類**

| | 種　類 | 構　造 | 主な供給源 |
|---|---|---|---|
| **単糖類** | ブドウ糖（グルコース）<br>果糖（フルクトース）<br>ガラクトース | | 果実類<br>はちみつ<br>乳汁 |
| **少糖類（二糖類）** | ショ糖（スクロース，砂糖）<br>麦芽糖（マルトース）<br>乳糖（ラクトース） | ブドウ糖＋果糖<br>ブドウ糖＋ブドウ糖<br>ブドウ糖＋ガラクトース | サトウキビ，サトウダイコン（ビート）<br>麦芽汁，甘酒，水あめ<br>乳汁 |
| **多糖類** | でん粉<br><br>デキストリン<br>グリコーゲン | ブドウ糖重合物<br>（α-1,4，α-1,6結合）<br>でん粉の部分的分解物<br>ブドウ糖重合物<br>（α-1,4，α-1,6結合） | 穀類，いも類，豆類<br><br>あめ<br>レバー，馬肉，かき（牡蠣） |

## （1）単　　糖

すべての炭水化物の中で，化学的にも生理学的にも最も重要な単糖はグルコース（ブドウ糖）である（図3-1）。

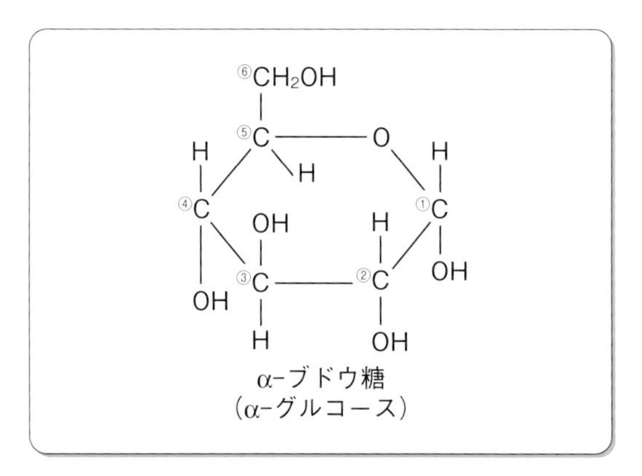


**図3-1　α-グルコースの構造式**

注）C1位（図では①C）のOH基が反応性が高い水酸基

グルコースはぶどう，りんご，オレンジなどの果実に少量含まれており，ショ糖，乳糖などの少糖の構成成分であり，また，多数重合してでん粉，セルロースをつくっている。ヒトの血液には常に約0.1％のグルコースが含まれ，カロリー源として最も重要な物質である。

ガラクトースは遊離状態ではあまり存在しないが，乳糖を構成する。また，脳にはガラクトースを含む脂質が多い。フルクトースは甘味が強い糖で，種々の果実，はちみつに含まれ，ショ糖の構成成分である。

## （2）少　　糖

還元糖が他の還元糖と結合したものを二糖と呼び，これにさらに還元糖が結合すると三糖，四糖などとなり，これらを少糖（オリゴ糖）という。オリゴ糖の中で難消化性の糖質は，大腸で有用菌のビフィズス菌の増殖を促進して腸内細菌叢を改善し，整腸作用がある。麦芽糖（マルトース）はグルコース2分子が結合した二糖ででん粉の構成単位であり，麦芽の中に多量に含まれる。ショ糖（スクロース，砂糖）は，グルコースとフルクトースが結合した二糖で，多くの果実に含まれるほか，サトウキビの茎，サトウダイコン（ビート）の根に多量に含まれ，これから搾汁，精製して精製糖（砂糖）が製造される。ショ糖を加水分解するとグルコースとフルクトースの等量混合物になり，これを転化糖という。フルクトースは甘味が強いので転化糖はショ糖より甘くなる。乳糖はグルコースとガラクトースが結合した二糖で，哺乳動物の乳汁に含まれる。乳児の脳の発達に必要なガラクトースの供給源となる。乳糖は小腸で酵素ラクターゼによって分解されるが，ふつう，乳児期が終わり離乳すると，この酵素の分泌は少なくなる。成人でこの活性が弱いと，乳糖は十分に分解されず，大腸で腸内細菌によって発酵され，下痢などの症状（乳糖不耐症）になる。

### （3）多　　糖

多糖は，米，小麦，とうもろこしなどの穀類やいも類，豆類などに含まれる貯蔵エネルギー源で，世界のほとんどすべての民族の主食に含まれており，最も重要なカロリー源である。でん粉はアミロースとアミロペクチンの2種類の多糖の混合物で，アミロースはグルコースが多数結合して直線状の形をしており，アミロペクチンはこれに多くの枝分かれを含んでいる（図3-2）。

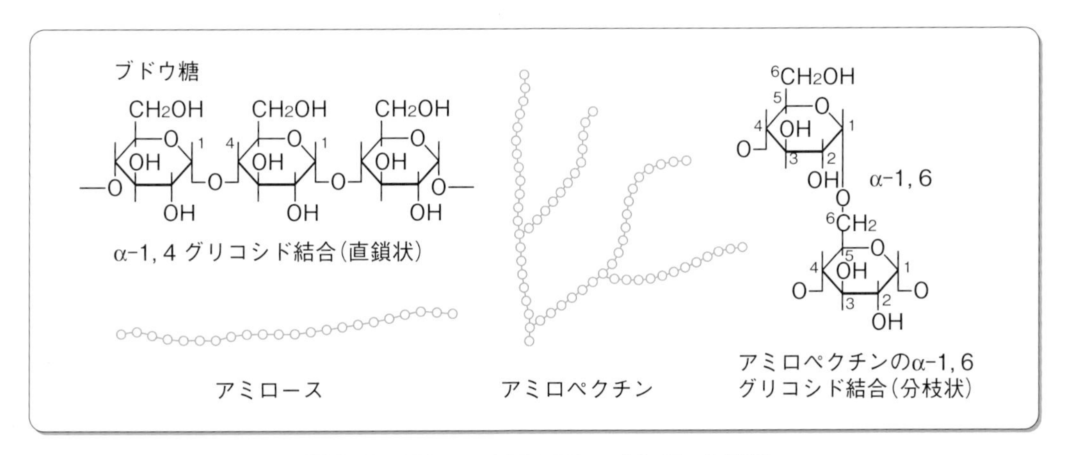


**図3-2　アミロースとアミロペクチンの構造**

米（うるち米），小麦，とうもろこしなどのでん粉は，約20%のアミロースと約80%のアミロペクチンよりなっているが，もち米などのでん粉はアミロペクチンが100%である。でん粉はそのままでは水になじまず，食べてもまずく，消化も悪いが，水を加えて加熱すると水を吸って軟らかくなり，おいしく，消化も良くなる。これはでん粉の結晶構造（ミセル）が崩れ，でん粉分子内に水が入ったからで，これを糊化（α化）といい，このようなでん粉をα-でん粉という。α-でん粉は放置すると元のミセルが部分的に戻る。これは，炊いた米飯が冷や飯になる現象で，老化ともいう。α-でん粉を速やかに脱水すると分子形が維持され，湯を注ぐと容易に戻る。古代からの乾飯（糒）や現代のインスタントめんはこの原理を応用した食品である。

グリコーゲンは動物の筋肉と肝臓に少量含まれ，動物にとってのエネルギー貯蔵物質の一つである。

多糖には人間の消化酵素によっては消化されない低カロリーの成分があり，これらは食物繊維（ダイエタリーファイバー）の部類に入る。これは，消化管機能の増進，血中コレステロール低下，血糖値上昇抑制などの生理作用があり，生活習慣病の予防効果がある。

多糖の食物繊維にはさまざまな成分がある。葉菜や根菜，果実のパルプ質の主成分に，水に不溶性の食物繊維であるセルロースがある。セルロースは，グルコースが直線状に多数結合した多糖である。でん粉とセルロースはグルコースが多数結合している点で同様であるが，結合様式に違いがあり，ヒトの消化酵素はでん粉のグルコースの結合部分を切断できるが，セルロースの結合部分は切断できない。

果物には水溶性の食物繊維であるペクチンを含み，これは適量の酸の存在下でショ糖を加えて加熱するとゼリー状になり，ジャムの粘性に寄与する。こんにゃくに含まれるグルコマンナンは食物繊維であり，粘性にかかわる。海藻の紅藻からつくられる寒天はところてんの原料にもなり，食物繊維のアガロースを含みゲル化剤でもある。

## 1.2 脂　質

食品から摂取するサラダ油のような植物油とバター，牛脂のような動物脂などは一般に，油脂，脂肪と呼ばれる。一方，栄養学，食品学の分野では，水に混じらず，エーテルやアセトンのような有機溶媒で抽出される生体成分を脂質とし，油脂のほかにリン脂質，糖脂質，ロウ，ステロイドなどを含む物質群の総称である（表3-3）。

**表3-3　脂質の分類**

| 分類 | 種類 | 成分 | 構造 | 機能 |
|---|---|---|---|---|
| 単純脂質 | 油脂，中性脂肪 | トリグリセリド | グリセロール＋脂肪酸 | エネルギー源 |
| | ロウ | | 高級アルコール＋脂肪酸 | |
| 複合脂質 | リン脂質 | レシチン | 単純脂質の一部にリン酸，コリン，糖などを含んでいる | 乳化作用 |
| | 糖脂質 | セレブロシドなど | | |
| 誘導脂質 | ステロイド | コレステロール | | ホルモン，ビタミンなどの機能性をもつ |
| | カロテノイド | β-カロテン，リコペンなど | | |

### (1) 油　脂

油脂は，単純脂質に分類され，中性脂肪とも呼ばれ，3分子の脂肪酸がグリセロールの3個の水酸基とそれぞれ結合したもので，化学名はトリグリセリドまたは，トリアシルグリセロールである（図3-3）。脂肪酸は，1個のカルボキシ基をもつ炭化水素である。炭素同士の結合がすべて単結合である脂肪酸を飽和脂肪酸といい，二重結合を含む脂肪酸を不飽和脂肪酸という。グリセロールと結合した3種類の脂肪酸の組み合わせで多種類のトリグリセリドができ，食用油脂は多種類のトリグリセリドの混合物である（表3-4）。

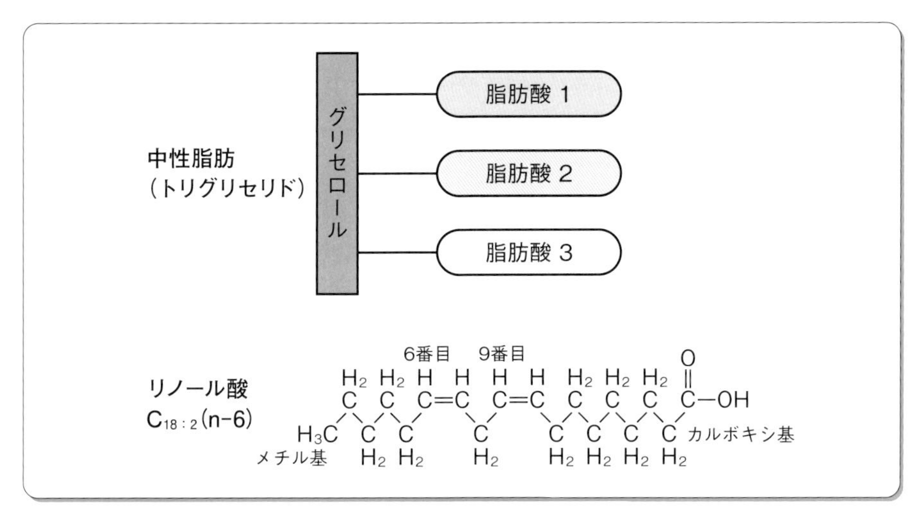


**図3-3　中性脂肪および脂肪酸の構造**

注）$C_{18:2}$：炭素数18，二重結合数2の脂肪酸
n-6：メチル基から数えて6番目の炭素の位置に最初の二重結合があることからn-6系脂肪酸という
（日本フードスペシャリスト協会編：改訂 栄養と健康，p.14，建帛社，2006より）

**表3-4　脂肪酸の種類**

| 分類 | | 名称 | | 炭素数：二重結合数 | 主な油脂 | 性質 |
|---|---|---|---|---|---|---|
| 飽和脂肪酸 | | 酪酸 | 短鎖 | $C_{4:0}$ | バター | 沸点が高いため室温では固体のものが多い。酸化されにくい。 |
| | | カプロン酸 | | $C_{6:0}$ | バター | |
| | | カプリル酸 | 中鎖 | $C_{8:0}$ | バター，やし油 | |
| | | カプリン酸 | | $C_{10:0}$ | やし油，鯨油 | |
| | | ラウリン酸 | 長鎖 | $C_{12:0}$ | やし油，落花生油 | |
| | | ミリスチン酸 | | $C_{14:0}$ | 大豆油，ラード | |
| | | パルミチン酸 | | $C_{16:0}$ | 大豆油，ラード | |
| | | ステアリン酸 | | $C_{18:0}$ | 大豆油，ラード | |
| 不飽和脂肪酸 | 一価 | オレイン酸 | n-9 | $C_{18:1}$ | オリーブ油，キャノーラ油 | 沸点が低いため室温では液体のものが多い。 |
| | 多価 | リノール酸* | n-6 | $C_{18:2}$ | ごま油，大豆油 | 必須脂肪酸を含む。非常に酸化されやすい。常温では液体。 |
| | | α-リノレン酸* | n-3 | $C_{18:3}$ | 菜種油，えごま油 | |
| | | アラキドン酸 | n-6 | $C_{20:4}$ | 肝油，米ぬか油 | |
| | | イコサペンタエン酸 | n-3 | $C_{20:5}$ | 魚油 | |
| | | ドコサヘキサエン酸 | n-3 | $C_{22:6}$ | 魚油 | |

＊：必須脂肪酸

飽和脂肪酸の炭素数が少ないものは液体であるが，炭素数8（$C_8$）くらいより多いのは常温で固体になる。不飽和脂肪酸は常温で液体であり，植物油が主に液体なのは，不飽和脂肪酸を多く含むからである。牛脂，豚脂（ラード）は長鎖の飽和脂肪酸を多く含み，豚脂のほうが牛脂より軟らかいのは不飽和脂肪酸含量が少し高いからである。魚油は二重結合が多い高度不飽和脂肪酸を含み，液状であり，その特徴は魚が低水温でも生育できるような環境適応といわれている。植物油を水素で還元すると硬化油となり，これによりマーガリンが製造される。

不飽和脂肪酸は，二重結合を1個もつ一価不飽和脂肪酸と2個以上もつ多価不飽和脂肪酸に区別する。オレイン酸は一価不飽和脂肪酸でオリーブ油に含まれている。イコサペンタエン酸（IPA，エイコサペンタエン酸〔EPA〕とも呼ばれる）は血小板の凝集作用を抑制し，ドコサヘキサエン酸（DHA）は脳に多く含まれ，脳に重要な働きを果たしている。

また，二重結合が末端のメチル基から炭素数3個の位置にあるものをn-3系不飽和脂肪酸，炭素数6個の位置にあるものをn-6系不飽和脂肪酸といい，これらは生理的役割が異なる。リノール酸，α-リノレン酸は食品から摂取しなければならない必須脂肪酸で，リノール酸はn-6系不飽和脂肪酸で，α-リノレン酸はn-3系不飽和脂肪酸である。n-6系：n-3系不飽和脂肪酸は4：1で摂取するのが望ましいとされている。

また，脂肪酸1分子が1分子の脂肪アルコールとエステル結合したものがロウで，動物，植物の表皮保護作用があり，単純脂質に分類される。

### （2）複合脂質，誘導脂質

油脂と水は混じらないが，分子中に親水基と疎水基（親油基）をちょうど良いバランスで含む化合物を加えると，両者はよく混合する。この現象を乳化といい，乳化を起こす化合物を乳化剤という。動植物には自然の乳化剤が存在し，卵黄，大豆のレシチン，胆のうから分泌される胆汁酸がその例である。

複合脂質は食品成分としては少量であるが，生理学的に重要な物質で，リン脂質は細胞やミトコンドリアの膜の構成成分で，特に代謝の盛んな脳，神経，肝臓，心臓などに多い。リン脂質はグリセロールに脂肪酸とリン酸を介して塩基などが結合してできている。卵黄や大豆に含まれる乳化剤のレシチンは，リン脂質の一種である。脳，神経，血球にはガラクトースを含んだ脂質が含まれ，糖脂質と呼ばれる。

誘導脂質のステロイドには，コレステロールがある。細胞膜の構成材料となり，また，副腎皮質ホルモンや性ホルモンの生成材料となり，さらに，肝臓で胆汁酸をつくるといった役割がある。コレステロールは食品から摂取するだけでなく，肝臓内でも生成される。生活習慣の乱れにより血中コレステロールが高値になると，動脈硬化，脳梗塞，心筋梗塞などの原因になりやすい。カロテノイドも誘導脂質であり，緑黄色野菜の色にかかわる成分で，β-カロテンなど体内でビタミンAに変換されるものもある。

## 1.3　たんぱく質

人体の構造部分は主にたんぱく質でできているので，たんぱく質の摂取は栄養上，重要である。たんぱく質は複雑な高分子物質で，動植物には多くの種類のたんぱく質が含まれている。たんぱく質が豊富な動物性食品には，牛肉，豚肉，鶏肉，魚介類，牛乳，卵があり，植物性食品には大豆製品などがあり，これらは食生活に重要な役割を果たしている。また，微量であるが生理的に重要な働きを示すたんぱく質として，酵素や一部のホルモンがある。

### (1) アミノ酸

たんぱく質の構成成分は**アミノ酸**であり，これが多数ペプチド結合（図3-4）で重合してできている。アミノ酸は，自然界に多くの種類が存在するが，たんぱく質を構成するアミノ酸は約20種で，これは微生物，植物，動物を通じて共通である。アミノ酸は1個の炭素（C）にアミノ基（$-NH_2$）とカルボキシ基（$-COOH$）が結合した構造で，この炭素に側鎖（R）が結合し，側鎖の違いがアミノ酸の違いになっている（図3-4）。側鎖の性質によって構成するアミノ酸は分類されており，食事から摂取しなければならない**必須アミノ酸**が9種ある（表3-5）。

アミノ酸には甘味，うま味，苦味など特有な味をもつものがあり，食品の味に大きく関与している。例えば，昆布のうま味成分のグルタミン酸ナトリウム塩や玉露のうま味成分のグルタミン酸の誘導体であるテアニンがある。

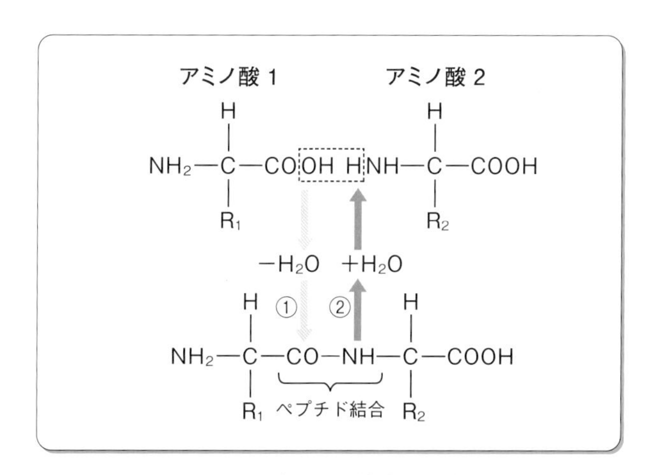


**図3-4　ペプチドの結合と加水分解**

注）①：結合（脱水反応），②：加水分解（消化）

**表3-5　たんぱく質を構成するアミノ酸の種類**

| | |
|---|---|
| 中性アミノ酸 | グリシン，アラニン，**バリン**，**ロイシン**，**イソロイシン**，セリン，**スレオニン** |
| 酸性アミノ酸 | アスパラギン酸，アスパラギン，グルタミン酸，グルタミン |
| 塩基性アミノ酸 | **リジン**，アルギニン |
| 含硫アミノ酸 | システイン，**メチオニン** |
| 芳香族アミノ酸 | **フェニルアラニン**，チロシン |
| 複素環アミノ酸 | プロリン，**ヒスチジン**，**トリプトファン** |

注）色太文字は必須アミノ酸

アミノ酸が数個〜数十個結合したペプチドはオリゴペプチド，ポリペプチドと呼び，およそ50個以上でたんぱく質と呼ばれている。たんぱく質中のアミノ酸の並ぶ順序は個々のたんぱく質によって決まっており，それがそのたんぱく質の生理活性を決定している。たんぱく質のアミノ酸配列は遺伝によって子孫に伝えられる。

### （2）たんぱく質の分類

たんぱく質は分子の形状によって球状たんぱく質と繊維状たんぱく質に分類される。分子全体が複雑な形をとって全体的に球状なものを**球状たんぱく質**と呼び，ほとんどのたんぱく質はこれに属する。これらは消化（消化液による加水分解，図3-4）されやすく，食用になる。**繊維状たんぱく質**は軟骨，腱，毛髪などのたんぱく質が代表で不溶性であることが多く，硬たんぱく質ともいわれ，消化されにくい。骨，軟骨，皮膚などのコラーゲン，腱などのエラスチン，毛髪，爪のケラチンがある。

また，たんぱく質を組成から分類すると，アミノ酸だけから構成される単純たんぱく質と，ポリペプチドと他の物質から構成される複合たんぱく質があり，それらが変化したたんぱく質が誘導たんぱく質である。

たんぱく質は溶解性によっても分類される。**アルブミン**は，水などの溶媒に溶け，卵白，牛乳，血清アルブミン，筋肉ミオグロビンなどがある。**グロブリン**は，水に溶けないが薄い食塩水に溶け，筋肉のミオシン，牛乳，血清グロブリン，大豆グリシニンなどがある。グルテリンは，米オリゼニン，小麦グルテニンなど穀類や大豆のたんぱく質がある。プロラミンは，ほとんど植物にだけ含まれるたんぱく質で，小麦グリアジン，とうもろこしゼインがある。小麦粉を水洗いしてでん粉を洗い流したあとに残るグルテンは，グルテニンとグリアジンの会合体で，独特の粘弾性をもっている。塩基性たんぱく質のプロタミンは，魚の白子中に核酸と結合して存在する。ヒストンは，動物にだけ含まれる塩基性たんぱく質で，細胞の核で核酸と複合体をつくっている。

### （3）たんぱく質の変性

球状たんぱく質はそれぞれ一定の複雑な形状をしているが，熱，酸，アルカリ，紫外線，塩類などの作用によってこの形状が破壊される。これをたんぱく質の**変性**といい，変性には可逆的なものと不可逆的なものがある。卵を加熱するとゆで卵ができるが，これは卵白および卵黄のたんぱく質が加熱によって不可逆的に変性し，凝固したものである（表3-6）。

**表3-6　たんぱく質の変性要因と事例**

| 物理的要因 | | 化学的要因 | |
|---|---|---|---|
| 要　因 | 事　例 | 要　因 | 事　例 |
| 加熱 | ゆで卵，焼肉，かまぼこ，加熱調理一般 | 酸性（食酢） | しめさば |
| | | 酸性（乳酸） | ヨーグルト，漬物 |
| 乾燥（天日） | 魚の干物，するめ | 無機塩（にがり） | 豆腐 |
| 乾燥（凍結） | 高野豆腐 | アルカリ（石灰） | ピータン |
| 振とう，攪拌 | 卵白の泡立て（マシュマロ） | アルコール（清酒） | 卵酒 |

調理における加熱はたんぱく質を変性させ，食品たんぱく質を食べやすくし，食味を増加する効果があり，変性したたんぱく質は消化性が良くなるといわれる。

肉類の畜肉，魚肉は主に筋肉の部分を食べるが，筋肉のたんぱく質は加熱変性によって食べやすく，おいしくなる。かまぼこは，魚肉中のアルブミンを水洗いによって除き，グロブリンを食塩で抽出して加熱変性させ，凝固させた食品である。卵白のたんぱく質は主に糖たんぱく質で起泡性があり，これを利用してマシュマロなどをつくる。

### （4）たんぱく質の栄養価

各種食品はそれぞれ異なったたんぱく質を含有しており，食べたあとの栄養効果は異なる。たんぱく質の栄養価を評価する方法に，生物価とアミノ酸スコアがある。**生物価**は，体内に吸収された窒素量のうち，体内に蓄えられた量の百分比で表した値である。これに消化吸収率を考慮したものが正味たんぱく利用率である。**アミノ酸スコア**とは，食品を構成するたんぱく質の必須アミノ酸のうち，最も必要量を満たしていないアミノ酸を第一制限アミノ酸として両者の比率を計算することで求めた値である。牛乳のアミノ酸スコアは100で，すべての必須アミノ酸の必要量を満たしている。一方，穀類の米，小麦はリジンが不足し，とうもろこしはトリプトファンが不足している。

図3-5に，牛乳，食パン，米，木綿豆腐のアミノ酸バランスをアミノ酸桶で示した。体たんぱく質の合成には，必要となるアミノ酸がすべて十分にそろっていることが重要であり，桶の板が1枚でも短いと，くみ取れる水の量（栄養価）が少なくなってしまうという図説である。不足する必須アミノ酸を多く含む食品を組み合わせて同時に摂取すれば，栄養効果を高めることができる。例えば，食パンに牛乳，ご飯に大豆製品（みそ汁，納豆，豆腐など）である。

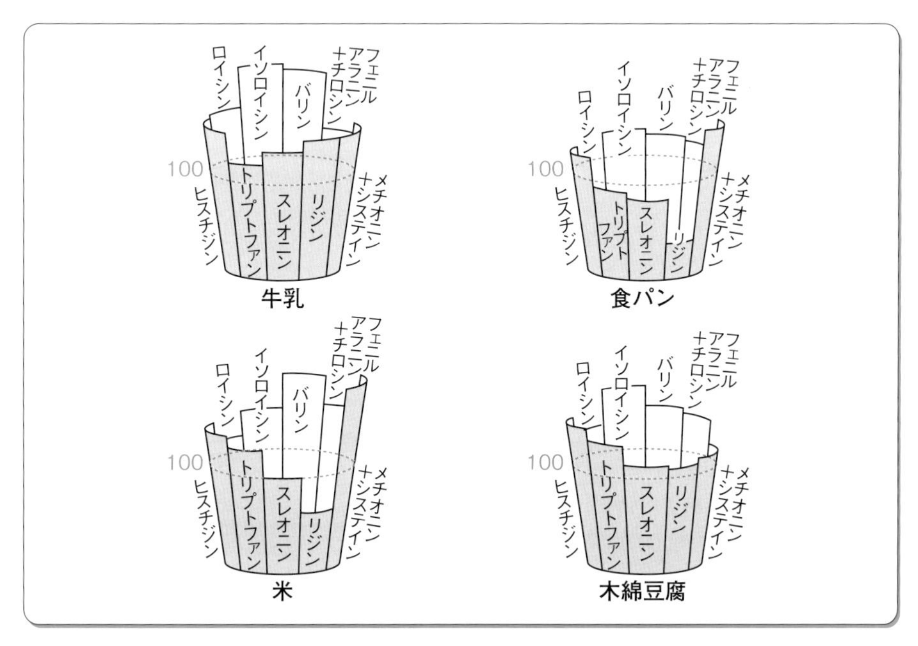


図3-5　アミノ酸桶

豆類はたんぱく質含量が高く，質的にも優れており，特に大豆は「畑の肉」といわれるくらいで，動物性たんぱく質に匹敵する。豆類は繊維質の皮膜に包まれているので調理によって軟らかくし，消化しやすくして食している。わが国は古来より大豆を原料とした食品加工技術が進み，豆腐，湯葉，納豆，みそ，しょうゆなどがあり，これらは，米たんぱく質への補足により栄養効果を高めている。

# 2. ビタミン・ミネラル

## 2.1 ビタミン

ビタミンはエネルギー源とはならないが，ヒトは自ら体内で合成することができず，または合成しにくいため，食品から摂取しなければならない必須の栄養素である。そして，欠乏すると特定の欠乏症を示すものである（表3-7）。ビタミンは脂溶性と水溶性に大きく分けられ，水溶性ビタミンは，補酵素として重要な代謝系に関与し，必要量以上は尿中に排泄されるので，毎日必要量を摂取しなければならない。脂溶性ビタミンは，必ずしも補酵素としてではなく，生理活性物質として動物体内で機能するものが多く，体内に蓄積されやすいので過剰症を起こす可能性があり，とりすぎに注意が必要である。

表3-7　ビタミンの生理作用と欠乏症

| | 成分名 | 生理作用 | 欠乏症等 |
|---|---|---|---|
| 脂溶性ビタミン | ビタミンA | 視覚の正常化，感染予防，遺伝子の発現調節 | 夜盲症 |
| | ビタミンD | 骨の発育，カルシウムの代謝に関与，遺伝子の発現調節 | くる病，骨盤の変形，骨軟化症 |
| | ビタミンE | 脂質の過酸化の防止，生体膜の機能維持 | 神経機能低下，不妊（ネズミの場合） |
| | ビタミンK | 血液凝固の促進，骨形成促進作用 | 血液凝固の遅延 |
| 水溶性ビタミン | ビタミン$B_1$ | 糖質を中心としたエネルギー代謝に必要な成分 | 脚気，多発性神経炎 |
| | ビタミン$B_2$ | 酸化還元酵素の補酵素の成分，ほとんどの栄養素の代謝に必要な成分 | 口内炎，皮膚荒れ |
| | ナイアシン | 酸化還元酵素の補酵素の成分，各種の代謝に必要な成分 | ペラグラ（皮膚炎，下痢，認知症） |
| | ビタミン$B_6$ | アミノ酸の代謝に必要 | 皮膚炎，発疹，むくみ |
| | ビタミン$B_{12}$ | アミノ酸，核酸の代謝に必要な成分 | 悪性貧血 |
| | 葉酸 | アミノ酸，核酸の代謝に必要な成分 | 貧血，舌炎 |
| | パントテン酸 | 糖質，脂質の代謝に必要な成分 | 疲労，頭痛，手足のしびれと痛み |
| | ビオチン | カルボキシラーゼの補酵素として，炭素固定反応や炭素転移反応に関与 | 皮膚障害，舌炎，結膜炎，食欲不振，筋緊張低下 |
| | ビタミンC | 生体内の酸化還元反応に必要な成分，コラーゲンの生成と保持 | 壊血病 |

### (1) 脂溶性ビタミン

**1) ビタミンA（レチノール）**　通常はアルコール型のレチノールを指し，欠乏すると暗順応が機能せず，夜盲症になる。レバー，うなぎ，卵黄，牛乳などに多く含まれ，特に，たら，さめなどの肝油は含有量が高い。ビタミンAは植物性食品に含まれないが，にんじん，かぼちゃなど緑黄色野菜に多く含まれる$\beta$-カロテンは体内でビタミンAに変換されるのでプロビタミンAと呼ばれ，ビタミンAの供給源である。

**2) ビタミンD（カルシフェロール）**　他のホルモンと協力してカルシウムの吸収と代謝を調整する。欠乏すると子どもではくる病，思春期の女性では骨盤の変形，成人では骨軟化症の原因となる。$D_2$と$D_3$があり，$D_2$は植物性食品に含まれ，また，しいたけなどのきのこ類に含まれるエルゴステロールはプロビタミンDで，紫外線（日光）が当たって$D_2$が生成する。乾しいたけは生しいたけよりビタミンDが高含有である。$D_3$は肝油や脂身の魚肉に多く含まれる。ヒトではコレステロールから生成する7-デヒドロコレステロールが，皮膚で紫外線照射（日光浴）を受けて$D_3$が生成する。

**3) ビタミンE（トコフェロール）**　トコフェロールと呼ばれる一群の化合物の総称で，そのうちで$\alpha$-トコフェロールが最も広く分布し，最も力価が高い。ビタミンEは体内の抗酸化剤として働き，細胞膜に存在するリン脂質の不飽和脂肪酸が，活性酸素によって過酸化脂質に酸化されるのを防ぐ作用がある。種実類，豆類，穀類に多く含まれる。

**4) ビタミンK**　$K_1$（フィロキノン）と$K_2$（メナキノン）があり，$K_1$は主に緑野菜や植物油に含まれる。$K_2$は主に乳製品，肉，卵，発酵食品に含まれ，納豆菌や腸内細菌によっても生産される。主要な生理作用としては，血液凝固や骨形成の促進作用があり，欠乏症は血液凝固の遅延である。

### (2) 水溶性ビタミン

**1) ビタミン$B_1$（チアミン）**　グルコースの代謝に重要な酵素の補酵素の構成成分である。欠乏すると，脚気や多発性神経炎の原因となり，心悸亢進，腱反射消失，手足のしびれ，むくみなどが生じ，重症では死に至る。植物性食品では，穀物の胚芽に多く含まれ，玄米，米ぬか，大豆にも多く，動物性食品ではレバー，豚肉，卵，魚の血合肉に多い。また，にら，にんにくなどに含まれる含硫化合物のアリシンにビタミン$B_1$が結合したアリチアミンは，水に溶けにくくなるので体内に貯留される。したがって，作用の持続時間が長く，貯蔵型ビタミン$B_1$剤として利用されている。

**2) ビタミン$B_2$（リボフラビン）**　広く炭水化物，アミノ酸，脂肪酸の代謝に関与するさまざまな酵素の補酵素の構成成分である。欠乏すると皮膚が荒れ，特に口のまわりに異常が起こる。レバー，魚類，チーズ，卵，しいたけ，大豆などに多く含まれる。加熱と酸化に対しては安定で，調理中の損失は少ないが，光には不安定である。

**3) ナイアシン**　体内の物質代謝のうち，主な酸化還元反応に関与する補酵素となる。ナイアシンの欠乏症はペラグラと呼ばれる皮膚炎で，とうもろこしを常食し，たんぱく質摂取の少ない民族に多発する。肉類，魚介類，穀類の胚芽，藻類に多く含まれる。

**4) ビタミン$B_6$**　アミノ酸の代謝の補酵素となる。日本人のふつうの食物に広く分布し，腸内細菌によっても合成されるので欠乏症は明確でないが，ひどい欠乏では皮膚炎，発疹，むくみが起こるといわれている。ビタミン$B_6$活性を有する化合物は，ピリドキシン，ピリドキサール，ピリドキサミンである。

**5）ビタミン$B_{12}$（コバラミン）**　赤いビタミンと呼ばれ，コバルトを含んでいる。欠乏症状は悪性貧血である。植物性食品には含まれないが，レバー，しじみ，あさりなどの動物性食品に含まれ，みそ，しょうゆなどの発酵食品や，あまのり，あおのりの藻類に含まれる。

**6）葉　酸**　欠乏症状は貧血で，これは赤血球の異常によるものであるが，腸内細菌による合成もあり，ふつうはあまり起こらない。妊娠期は葉酸の必要量が増大し，この時期の欠乏は胎児の神経管閉鎖障害のリスクを高める。レバー，肉類，卵類，豆類，緑野菜に多く含まれる。

**7）パントテン酸**　補酵素A（CoA）の構成成分である。酢酸や脂肪酸を活性化し，グルコースと脂肪酸の代謝において，TCA回路に入る過程で，アセチルCoAとして重要な因子になる。ふつうの食物に広く分布し，また，腸内細菌によっても合成されるので欠乏症は起こりにくい。ひどい欠乏では，疲労，頭痛，手足のしびれと痛みなどの全身症状がみられる。

**8）ビオチン**　体内で脂肪酸合成や糖新生に重要な役割を果たす。食品に広く含まれ，腸内細菌によっても合成されるので，ふつうは欠乏症は起こらない。生卵を多量に摂取した場合，卵白中のアビジンと強く結合することでビオチンが吸収できなくなり，欠乏に陥ることがある。

**9）ビタミンC（アスコルビン酸）**　欠乏症は壊血病である。皮膚，血管などの結合組織を構成するコラーゲンの生合成反応の補酵素であるため，ビタミンCが欠乏すると毛細血管がもろくなって症状をあらわす。その他，アドレナリンや脂肪酸代謝に関与するカルニチンの合成反応の補酵素である。代表的な抗酸化物質で還元作用があり，種々の生理作用に重要な役割を果たしている。

大多数の動物はビタミンCを体内合成できるが，ビタミンCを合成できず食物から摂取する必要がある高等動物は，ヒト，サル，モルモットである。ビタミンCは，野菜ではパセリ，ブロッコリー，だいこんなど，果物ではいちご，キウイフルーツ，かき，レモン，グレープフルーツなどに豊富に含まれる。青果物は収穫の時期，流通，貯蔵の条件で含量が変化し，新鮮な食品は含量が高い。調理によって損失するので加工時間，操作に注意が必要である。また，抗酸化剤として加工食品に添加されている。

### （3）ビタミン作用様物質

多くはヒトの体内で合成され，欠乏症状が明白でなく，必要量も定まっていないが，微量でビタミンに似た生理作用を示す物質がビタミン作用様物質である。例えば，ビタミンP，ビタミンU，ユビキノンなどがある。このうち，ユビキノンは，コエンザイムQともいい，細胞内での「エネルギー変換」またはATP合成に関与し，強力な抗酸化作用がある。

## 2.2 ミネラル

人体を構成する元素は，酸素，炭素，水素，窒素が大部分を占め，この4種のみで96％になるが，これらは水やたんぱく質，脂質，糖質，核酸などの有機化合物を構成する。残り4％が灰分を構成するミネラル（無機質）である（表3-8）。ミネラルのうちでカルシウム，リン，カリウム，ナトリウム，塩素などは比較的多く含まれ，鉄，マンガン，銅などは非常に微量しか含まれない。これらは微量元素と呼ばれ，生理作用に必要な元素で，必須な栄養素である。

表3-8　人体を構成する元素

| 成　分〈元素記号〉 | 人体含量（％） | 成　分〈元素記号〉 | 人体含量（％） |
|---|---|---|---|
| 酸素〈O〉 | 65 | マグネシウム〈Mg〉 | 0.05 |
| 炭素〈C〉 | 18 | 鉄〈Fe〉 | 0.004 |
| 水素〈H〉 | 10 | マンガン〈Mn〉 | 0.0003 |
| 窒素〈N〉 | 3 | 銅〈Cu〉 | 0.00015 |
| カルシウム〈Ca〉 | 1.5～2.2 | ヨウ素〈I〉 | 0.00004 |
| リン〈P〉 | 0.8～1.2 | 亜鉛〈Zn〉 | 痕跡 |
| カリウム〈K〉 | 0.35 | セレン〈Se〉 | 痕跡 |
| イオウ〈S〉 | 0.25 | クロム〈Cr〉 | 痕跡 |
| ナトリウム〈Na〉 | 0.15 | モリブデン〈Mo〉 | 痕跡 |
| 塩素〈Cl〉 | 0.15 | | |

（日本フードスペシャリスト協会編：改訂 栄養と健康，p.21，建帛社，2006一部改変）

### （1）カルシウムとリン

カルシウムは人体に多く存在するミネラルで，成人男子のからだには約1kg含まれている。その99％は骨と歯に存在し，これは貯蔵カルシウムと呼ばれる。残りは機能カルシウムと呼ばれ，筋肉などすべての細胞や血液に含まれている。機能カルシウムは，血液の凝固，筋肉の収縮，神経興奮の抑圧，多数の酵素の活性発現や調節因子になっている。食品では，小魚，小えび，種実類，大豆製品，牛乳・乳製品，海藻に多く含まれている。

リンも80％以上がカルシウムとともに骨と歯に含まれ，残りは筋肉および各組織に分布している。リンはたんぱく質，脂質，核酸に含まれ，ATP（アデノシン三リン酸，第4章　4.参照）の高エネルギー結合を形成し，補酵素や多くの重要な代謝中間物にリン酸エステルとして含まれる。魚介類，肉類，穀類などに含まれ，通常は不足することはない。

### （2）ナトリウムとカリウム

ナトリウムは主に塩化ナトリウム（食塩），炭酸水素ナトリウム（重曹）として細胞外の体液中に多量に含まれ，体液の恒常性維持に貢献している。カリウムは主としてリン酸カリウムやたんぱく質と結合した形で細胞内液に含まれ，pH調節などに機能している。細胞膜を通る物質の能動輸送にはナトリウムとカリウムが関与している。

塩化ナトリウムが不足すると吐き気，めまいなどの病的症状を呈するが，日本人の食事では食塩がふつう十分に補給されており，不足することはない。米を中心とする日本食では調味料や加工食品に食塩含量が高いため，むしろ過剰摂取が問題で，過度の食塩摂取は高血圧との関係が指摘されている。

カリウムは，野菜類，果実類など植物性食品に広く含まれている。腎機能が正常であればふつうの食事からカリウムの摂取によって代謝異常を起こすことはない。カリウムの摂取は，ナトリウムの尿中排泄の促進による高血圧予防から，脳卒中の予防や骨密度の増加などの効果がある。

### （3）鉄

成人は約4gの鉄を体内に含み，その約70%は赤血球のヘモグロビンに含まれている。残りは筋肉中のミオグロビンや，酸化還元に関する酵素に含まれ，また，鉄たんぱく質のフェリチンが腸粘膜，脾臓，肝臓などに貯蔵鉄として分布している。ヘモグロビンは血液循環により酸素を各組織に運ぶたんぱく質で，鉄欠乏は血中ヘモグロビン値が低下し，貧血を生じる。貧血は急速に回復しにくいので，ふだんからたんぱく質，ビタミン，ミネラルとともに鉄分の多い食事を心がけることが必要である。食品中の鉄は，ヘム鉄として動物性食品のレバーや肉類に含まれ，非ヘム鉄として植物性食品の野菜類や豆類などに含まれている。ヘム鉄のほうが，非ヘム鉄より腸内吸収率が高い。

### （4）その他のミネラル

**1）マグネシウム**　体内では70%が骨に存在し，残りは主にたんぱく質と結合して肝臓，筋肉，血液に分布している。マグネシウムはATPが関与する多くの酵素反応に必要なミネラルで，神経と筋肉の機能を正常に保つ作用がある。葉緑素の構成成分で緑色野菜に多く含まれ，また，穀類，果実類，ナッツ類などの植物性食品に多く含まれる。サプリメントなどによる過剰摂取では，下痢を発症することがある。

**2）銅**　鉄などの代謝に必要で，赤血球のヘモグロビンの形成に必須である。また，酸化酵素に含まれるミネラルである。食品は豆類，水産食品，レバーなどに多く含まれる。

**3）マンガン**　多くの酵素に含まれ，特にムコ多糖合成酵素に含まれるため，欠乏すると軟骨のムコ多糖の生成が阻害される。植物性食品のナッツ類，緑野菜などに多く含まれる。

**4）亜　鉛**　200種以上の亜鉛酵素が知られ，これらの酵素に含まれている。その中には遺伝子の複製，修復，たんぱく質の合成にかかわる酵素や，呼吸で生成した二酸化炭素の排泄に関与する炭酸脱水酵素や，アルコールの分解を行うアルコール脱水素酵素などがある。また，亜鉛はインスリンなどのホルモンの作用にも関係する。舌の味蕾（みらい）の発達に必要で，欠乏すると味覚が低下する。食品では魚介類，肉類，穀類，ナッツ類に多く含まれる。

**5）ヨウ素**　甲状腺ホルモン（チロキシン）をつくるのに必要で，欠乏すると甲状腺肥大が起こり，次いで甲状腺ホルモン不足による種々の障害が発症する。伝統的に海産物を多量摂取してきた日本人は不足になることは少なく，また，過剰摂取による影響も発現しにくいといわれている。

**6）セレン**　グルタチオンペルオキシダーゼなどに含まれ，ビタミンEと協力して過酸化物の除去を行い，生活習慣病の予防や老化制御に貢献している。セレンはセレンアミノ酸として酵素の活性中心に存在して機能する。食品では魚介類，穀類，肉類，乳製品，きのこ類に多く含まれる。

**7）クロム**　3価のクロムはインスリンの作用を高め，耐糖能を維持する。そのほか血清中の総コレステロール，悪玉コレステロールのLDLを減少させ，善玉コレステロールのHDLを増加させるといわれる。食品では野菜類，果実類，ナッツ類に多く含まれる。

**8）モリブデン**　基質を水酸化する種々の酵素に含まれ，キサンチンの尿酸への変換やステロイドホルモンの安定化に関与する。欠乏すると神経障害や水晶体異常を引き起こすことがある。食品では牛乳，乳製品，レバー，穀類に多く含まれる。

## 3．体内の水分

水はすべての生物にとって必須な物質であって，生理的に重要な役割をもっている。成人男性で体重の60%，成人女性で約50%は水である。ヒトは，体内の水分の10%を失うと健康に支障が生じ，20%を失うと死亡するといわれている。体内の水分のうち55%は細胞内に含まれ，45%は血液，リンパ液，結合組織などの細胞外液として存在する。体中での水の最大の作用は物質を溶かすことで，いろいろな物質が水に溶解する。この状態ですべての化学反応，酵素反応が進行し，また，物質がからだのすみずみまで輸送され，老廃物は回収され，排泄される。ホルモンも血流によって標的器官に運ばれる。

次に水の大切な作用は体温の配送で，熱は産熱された場所から血液によって体内に拡散される。また，水は比熱が大きく，外界の温度変化に対する緩衝作用がある。不感蒸泄（人間が意識しないで皮膚や呼吸気道から蒸散する水分の喪失）と発汗は，熱発散による体温調節を行う。その他，水は物理的特性から体内の内部環境の恒常化に貢献している。

ふつうの生活を送っている成人は1日2～2.5Lの水を摂取し，同量の水を排泄している（表3-9）。代謝水は栄養素が体内で燃焼して生成する水である。汗をかくような運動時には，それに見合うだけの水分の補給が必要である。汗は0.3%の塩化ナトリウムを含んでいるので，発汗が多い労働，スポーツのあとでは塩分の補給も必要である。

**表3-9　成人1日の水分出納**

| 摂取量（mL） | | 排泄量（mL） | |
|---|---|---|---|
| 食物中の水 | 1,150 | 尿 | 1,500 |
| 飲料水 | 1,000 | 不感蒸泄 | 900 |
| 代謝水 | 350 | 糞便 | 100 |
| 計 | 2,500 | 計 | 2,500 |

（日本フードスペシャリスト協会編：改訂 栄養と健康，p.32，建帛社，2006）

# 4. 食品の機能性

食品にはさまざまな成分が含まれており，食品の働き（機能）には一次機能，二次機能，三次機能がある。食品は安全であることが根幹であり，そのうえに食品自身としての機能がある。まず，食品の一次機能は栄養機能である。これは食品が栄養素の補給として働くことである。次に，食品の二次機能は味覚・感覚機能であり，これは食品のおいしさの働きである。食品の色，味，テクスチャー等はおいしさにかかわっている。さらに，食品の三次機能は生体調節機能である。食品には体調を整える働きがあり，病気の予防や健康の維持・増進にかかわりがある。

## 4.1 一次機能（栄養素・エネルギー供給）

食品の一次機能とは，食品の栄養成分がヒトの活動へのエネルギーの補給をしたり，からだの構成成分となったり，生命活動を円滑に行わせるといった働きである（表3-1）。例えば，食品に含まれる三大栄養素の糖質，脂質，たんぱく質は，エネルギーの供給源となり，また，たんぱく質やミネラルのカルシウム，リンは，からだの構成成分となる骨を形成している。五大栄養素の中のビタミン，ミネラルは不足すると欠乏症になり，これらは生命活動に重要であり，からだの基本的な生理活動を整えている。このように食品に含まれる栄養素は，食品の一次機能にかかわっている。

## 4.2 二次機能（おいしさ：色，味，香り，テクスチャー）

食品のおいしさも大切な機能であり，これに関与する要因として，食品の色，味，香り，食品の物性のテクスチャー（歯ごたえ，のどごしなど）があり，これらが総合されておいしさを与えている。

食品の色は，料理に彩りを添え，目を楽しませることから食欲を増進させる働きがあり，食品の鮮度や品質を判定する基準にもなっている。食品にはそれぞれの固有の色があり，食品中の色素は，主にカロテノイド，フラボノイド，クロロフィル，ヘム色素などがある。

食品の味は，舌の味蕾を通じて化学刺激を与える甘味，酸味，塩味，苦味，うま味があり，さらに，化学刺激だけでなく，痛覚等の皮膚感覚が混じった辛味，渋味，えぐ味等がある。

食品のテクスチャーとは，食物を口に入れ咀嚼（そしゃく）し，食物が破砕されて口腔内の皮膚や粘膜を刺激して生じる硬い，軟らかい，粘っこい，滑らか等の総合的な感覚で，舌ざわり，歯ざわり，歯ごたえ，のどごし等の食感のことである。このような物理的食感であるテクスチャーは，食品の組織や構造，食品成分の存在状態，すなわち，食品の物性によってもたらされる。炊き立てのご飯，ふっくらとしたパン，クリームの滑らかさ，かまぼこの弾力性などのテクスチャーは，食品のおいしさに関係する。

**表3-10　食品機能性成分と生理作用**

| 機能性成分の分類 | | | 成　分 | 主な食品 | 生理作用 |
|---|---|---|---|---|---|
| ポリフェノール | フラボノイド | アントシアニン | シアニジン | ブルーベリー，ぶどう | 抗酸化，眼精疲労回復 |
| ポリフェノール | フラボノイド | カテキン | エピガロカテキンガレート | 緑茶，ウーロン茶，赤ワイン | 抗酸化，体脂肪燃焼 |
| ポリフェノール | フラボノイド | フラボノール | ルチン | そば，たまねぎ | 抗酸化，ビタミンP作用 |
| ポリフェノール | フラボノイド | フラボン | ルテオリン | しそ | 抗酸化，抗アレルギー |
| ポリフェノール | フラボノイド | フラバノン | ヘスペリジン | みかん | 抗酸化，ビタミンP作用 |
| ポリフェノール | フラボノイド | イソフラボン | ダイゼイン | 大豆 | 抗酸化，骨粗しょう症予防 |
| ポリフェノール | | | クロロゲン酸 | コーヒー | 抗酸化 |
| ポリフェノール | | | リスベラトロール | 赤ワイン | 抗酸化 |
| ポリフェノール | | | クルクミン | ウコン | 肝機能活性化 |
| ポリフェノール | | | セサミン | ごま | 肝機能活性化 |
| カロテノイド | | | $\beta$-カロテン | 緑黄色野菜 | 抗酸化，抗がん |
| カロテノイド | | | リコピン | トマト | 抗酸化，抗がん |
| カロテノイド | | | $\beta$-クリプトキサンチン | みかん | 抗酸化，抗がん |
| ビタミン | | | アスコルビン酸 | 野菜類，果実類 | 抗酸化，抗がん |
| ビタミン | | | トコフェロール | 植物油脂，胚芽 | 抗酸化，抗がん |
| 食物繊維 | | | セルロース | 野菜類 | 整腸作用，血糖上昇抑制 |
| 食物繊維 | | | ペクチン | 果実類 | 整腸作用，血糖上昇抑制 |
| 食物繊維 | | | グルコマンナン | こんにゃく | 整腸作用，血糖上昇抑制 |
| オリゴ糖 | | | 大豆オリゴ糖 | 大豆 | 整腸作用 |
| オリゴ糖 | | | フラクトオリゴ糖 | | 整腸作用 |
| ペプチド・アミノ酸 | | | CPP（カゼインホスホペプチド） | 牛乳 | カルシウム吸収促進 |
| ペプチド・アミノ酸 | | | $\gamma$-アミノ酪酸 | 発芽玄米 | 血圧上昇抑制 |
| ペプチド・アミノ酸 | | | タウリン | いか，たこ，貝類 | 血中コレステロール低下 |
| 脂　質 | | | イコサペンタエン酸（IPA） | 青魚 | 血栓溶解，抗炎症 |
| 脂　質 | | | ドコサヘキサエン酸（DHA） | 青魚 | 血中中性脂肪低下，脳神経保護 |
| その他 | | | 硫化アリル類 | にんにく，ねぎ，たまねぎ | 抗菌，抗血栓 |
| その他 | | | カプサイシン | とうがらし | 体脂肪燃焼 |

## 4.3　三次機能（生理調節機能）

食品には生体防御，体調リズムの調節，老化の抑制，疾病の防止，疾病の回復等といった健康の維持・増進に寄与する機能がある。これら生体調節機能を食品の三次機能といい，このような機能をもつ食品は，一般に機能性食品といわれている。これらは，生活習慣病を予防し，健康の維持・増進に貢献する食品として注目されている。機能性成分を強化した食品で，行政がその効能表示を認可した食品を特定保健用食品（トクホ）という。

食品中の生理調節成分は，ポリフェノール，カロテノイド，ビタミン，食物繊維，オリゴ糖，ペプチド・アミノ酸，脂質などに分類され，抗酸化作用，血圧上昇抑制作用，整腸作用などの生理作用がある（表3-10）。

ポリフェノールとは，分子内に2個以上のフェノール性水酸基（ベンゼン環に-OH基がついたもの）をもつ化合物の総称であり，フラボノイドが主に含まれる。フラボノイドは，アントシアニン，カテキン，フラボノール，フラボン，フラバノン，イソフラボンなどがあり，植物の葉，茎，樹皮，果皮などに含まれる色素や苦味物質である。ポリフェノール類の物質には体内の活性酸素を消去し，活性酸素に対する細胞の攻撃を防御する抗酸化作用がある。この作用により，動脈硬化，糖尿病，がんなどといった生活習慣病の予防や老化制御に役立つものと考えられている。

カロテノイドは，緑黄色野菜に多いβ-カロテン，トマトの赤い色素のリコピン，柑橘果実の中でも特に温州みかんに多いβ-クリプトキサンチンがあり，これらカロテノイドには抗酸化作用，抗がん作用があると考えられている。

ビタミン類のビタミンC，ビタミンEは抗酸化作用があり，体内の過剰な活性酸素を消去し，抗がん作用などがある。

食物繊維，オリゴ糖は，血中コレステロール低下作用，血糖上昇抑制作用，腸内細菌叢改善・整腸作用があり，特定保健用食品（トクホ）に応用されている。

ペプチド・アミノ酸の中には，血圧上昇抑制，カルシウム吸収向上作用を示す機能性成分がある。

また，青魚に多いn-3系不飽和脂肪酸のイコサペンタエン酸（IPA），ドコサヘキサエン酸（DHA）には血栓溶解作用，血中コレステロール低下作用，抗炎症作用などの生理作用が認められている。

### 参考文献


・北岡正三郎：四訂版 入門栄養学，培風館（2006）
・日本フードスペシャリスト協会編：三訂 栄養と健康，建帛社（2015）
・林淳三：四訂 ニューライフ栄養学，建帛社（2010）
・小関正道編著：改訂 マスター食品学Ｉ，建帛社（2016）
・林淳三監修：三訂 基礎栄養学，建帛社（2015）

# 第4章 からだのしくみと栄養素の働き

からだのしくみと栄養素の働きには密接な関係がある。口腔，胃，小腸，大腸の消化器官では，糖質（炭水化物），脂質，たんぱく質，ビタミン，ミネラル（無機質）の五大栄養素の消化や吸収が行われている。食べ物の食欲や消化液の分泌は，神経やホルモンにより制御されている。体内では糖質，脂質，たんぱく質は代謝され，エネルギーが生産（正確には「変換」）される。

## 1. からだのしくみ

### 1.1 細　　　胞

細胞は人体の構造上，機能上の最小単位である。ヒトは40兆～70兆個もの多くの細胞から成り立っている。細胞はさまざまな形をもつが，基本的な形は球状で，多くは10～30 μmである（1 μmは，1,000分の1 mm）。

細胞は1個の核をもち，表面は薄い細胞膜でおおわれており，細胞質はコロイド状の無形質と，有形質とからなっている。有形質の中でも一定の機能を有するものを細胞（内）小器官といい，ミトコンドリア，ゴルジ体，中心体，小胞体，リボソーム，リソソームなどがある（図4-1，表4-1）。

植物では動物と異なり，細胞膜の外側にセルロース性の細胞壁を有し，また，細胞内に光合成を営む葉緑体を含んでいるのが特徴である。細菌のような単細胞生物ではっきりした核や小器官をもたない生物を，原核生物と呼んでいる。

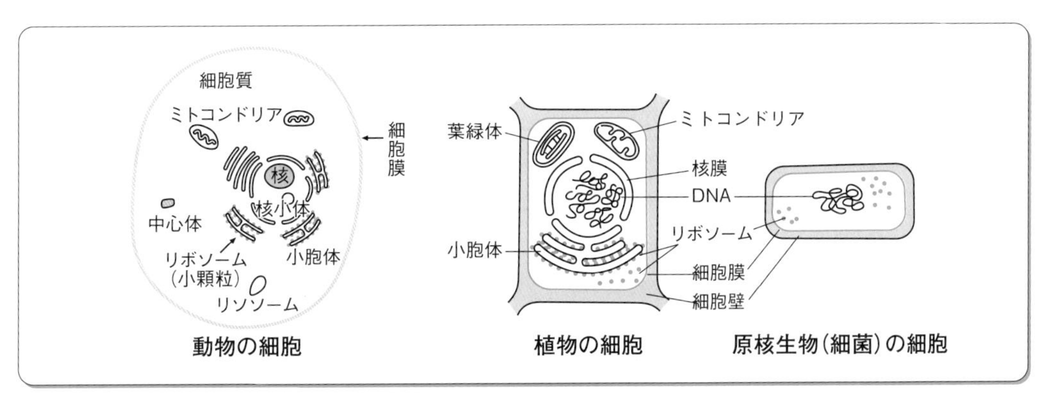


図4-1　細胞の模式図

表4-1　細胞内小器官の働き

| 細胞小器官 | 働　　き |
|---|---|
| 核 | 細胞の遺伝情報の保存と伝達 |
| 核小体 | rRNA（リボソームRNA）の転写やリボソームの組み立て |
| ミトコンドリア | 糖質，脂質，アミノ酸の代謝によるエネルギーの生産（変換） |
| ゴルジ体 | たんぱく質の糖鎖の修飾 |
| 小胞体 | たんぱく質の合成・輸送，脂質の合成など<br>（リボソームが結合しているものと結合していないものがある） |
| リボソーム | たんぱく質の合成 |
| リソソーム | 細胞内物質を加水分解し，細胞内で利用できるようにする |
| 中心体 | 細胞運動や細胞の形態を制御する働き |

## 1.2　組織と器官

### （1）組　　織

一定の機能を営むように細胞が集まることで組織がつくられる。組織は大別して以下の五つに分類される（図4-2）。

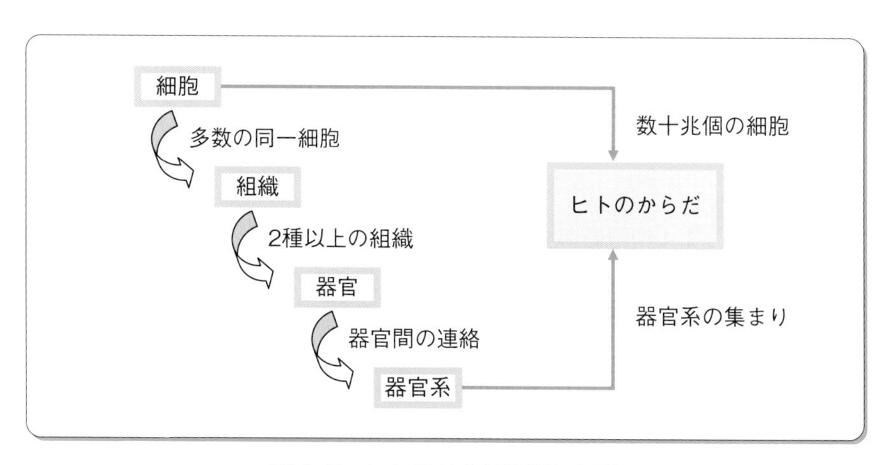


図4-2　ヒトのからだの組み立て
（林淳三：四訂 ニューライフ栄養学，p.15，建帛社，2010をもとに作図）

**1）上皮細胞**　上皮細胞は，からだの表面や心臓や消化器の内外をおおう組織で，皮膚，粘膜，消化液を分泌する消化腺，汗を出す汗腺，眼の水晶体，毛髪，爪などである。皮膚や粘膜は，粘液・消化液・ホルモンなどの分泌，栄養分の吸収，排泄作用がある。

**2）結合組織**　結合組織は組織間の部分の腱や靭帯，皮下脂肪などの皮下組織などである。体内に広く分布し，組織どうしを連結する。

**3）支持組織**　支持組織は骨と軟骨をいい，からだの支持を保つ組織である。血液やリンパなどの液状組織も支持組織として分類される。

**4）筋組織**　筋組織は筋細胞からなる収縮して力を出す組織で，骨格筋からなる意思でコントロールできる横紋筋，内臓をつくる意思ではコントロールできない平滑筋，そして，平滑筋と横紋筋の両方の性質をもつ特殊な筋として，心筋がある。

**5）神経組織**　神経組織は，神経細胞とそれから出る神経繊維よりなる。脳，脊髄，末梢神経などを構成し，刺激や興奮を伝える。いわば，コンピュータのように人体内で情報処理の働きをしている。

### （2）器　　官

器官は，1種以上の組織が集まって特有な形態をとり，それぞれの生理作用を営むものを呼び，心臓，胃，肺，子宮などがある。いくつかの器官が集まって密接に連絡しながら生活機能の一部を営むものを器官系と呼んでいる。

運動器系，呼吸器系，循環器系，消化器系，泌尿器系，生殖器系，神経系，内分泌系，皮膚・感覚器系がある（表4-2）。このうち栄養では，ほとんどが直接的，間接的に関係するが，特に消化器系は重要である。

表4-2　器官系の分類

| | |
|---|---|
| **運動器系** | 身体を構成し，支え，身体運動を可能にする器官で，身体の支柱である全身の骨格と関節（骨格系）と，それらに結合する骨格筋，腱および靭帯（筋系）からなる |
| **呼吸器系** | 外呼吸をするための器官で，肺と気道（鼻腔，咽頭，気管，気管支）からなる |
| **循環器系** | 体液を体内で輸送し循環させる働きの器官で，血管，心臓の血管系とリンパ系からなる |
| **消化器系** | 食物を体内に摂取し，食物の消化・吸収，不消化物の運搬や排泄などの働きを担う器官で，口腔，食道，胃，小腸，大腸からなる消化器と，これに付属する消化腺（唾液腺，膵臓・肝臓の外分泌部）からなる |
| **泌尿器系** | 尿をつくり，それをからだの外に出す器官で，腎臓，尿管，膀胱，尿道からなる |
| **生殖器系** | 子どもをつくる働きのための器官で，男性は精巣など，女性は卵巣，子宮などからなる |
| **神経系** | 神経を通して外部の情報の伝達と処理を行う器官で，脳と脊髄からなる中枢神経と，その外にあってすじ状の末梢神経からなる |
| **内分泌系** | ホルモンを分泌する器官（内分泌腺）で，脳下垂体，松果腺，甲状腺，副甲状腺，膵臓，腎臓，副腎，精巣，卵巣などからなる |
| **皮膚・感覚器系** | 外部からの刺激を受け取る受容器として働く器官で，皮膚，味覚器（舌），嗅覚器（鼻），視覚器（眼），平衡聴覚器（耳）からなる |

## 1.3　神経と栄養

ヒトのからだの働きには，呼吸，血液，循環，睡眠などの生理作用や，摂取した栄養素を体内で利用する代謝作用や精神作用などがある。これらのからだの働きと調節は，刺激を受けた末梢神経がこれを神経の中枢に知らせて反応する作用や，ホルモン分泌腺が刺激を受けてホルモンを分泌してその作用を高めたり，抑えたりして行われている。ホルモンの作用は，しばしば酵素活性に影響を及ぼし，代謝活性の変動を通じてからだの調節に関与してい

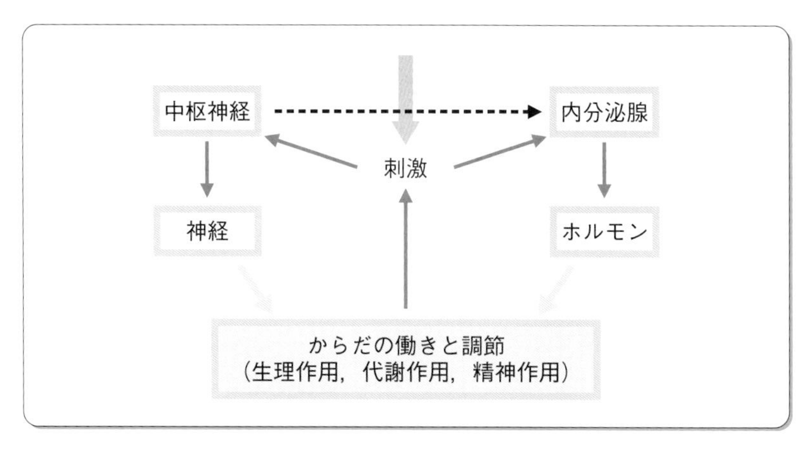


図4-3　からだの働きと調節

表4-3　神経の分類

| | | |
|---|---|---|
| からだの部位別 | 中枢神経 | 脳（大脳，間脳，中脳など），脊髄 |
| | 末梢神経 | 味覚，嗅覚，視覚，皮膚覚の感覚神経 |
| 機能別 | 自律神経 | 呼吸，循環，消化，排泄などの生理作用を調節 |
| | | 交感神経（促進的），副交感神経（減速的） |
| | 体性神経 | 知覚神経，運動神経 |

（林淳三：四訂 ニューライフ栄養学，p.16，建帛社，2010）

る（図4－3）。

神経は，ホルモンとともに，刺激を受けると各器官の働きを調節する作用をもつ。神経にはからだの部位別に，味覚など感覚神経に連なる刺激を直接受ける末梢神経と，末梢から伝達を受けてからだの各器官に伝える中枢神経がある。中枢神経は脳と脊髄に存在し，脳には大脳，間脳，中脳，小脳，橋，延髄があり，それぞれがその機能に関与する。また神経は機能別に，体性神経（運動神経と視覚神経）と，知覚に関係なく生命にかかわる自律神経に分けられる（表4－3）。

食物摂取に関係する神経には，味覚，嗅覚などの感覚にかかわる末梢神経，中枢神経や，食欲にかかわる間脳の視床下部や大脳辺縁系がある。また，消化や体内の代謝には，自律神経が直接関係する。そのため，神経と栄養はかかわりが深い。

## 1.4　ホルモンと栄養

ホルモンは，神経のように，直接末梢神経が中枢神経に連なり刺激を伝えるのではなく，からだの各部分に存在する内分泌腺から血液に放出され，血液の循環により目的のところに運ばれ作用する。ホルモンは微量で著しい生理活性があり，諸機能を効果的に制御する物質である。また，内分泌腺には神経の刺激を受けてホルモンを分泌するものもある。主な内分泌腺の体内分布は図4－4のようである。

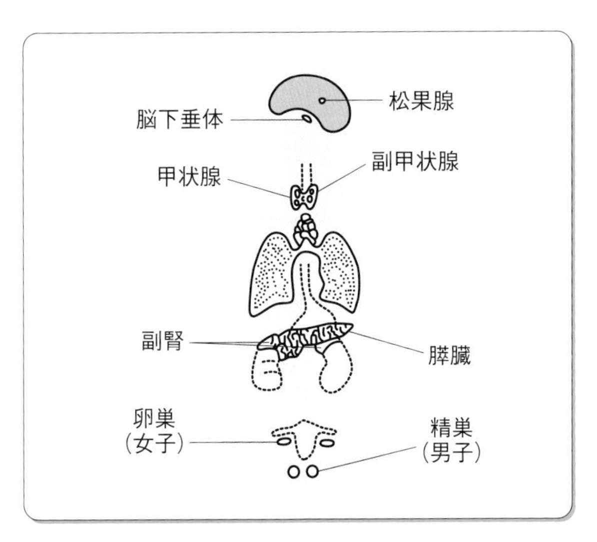


図4-4　内分泌腺の位置

栄養に関するホルモンは，例えば，脳下垂体前葉から分泌する副腎皮質刺激ホルモンは，副腎を刺激して糖質やミネラルの代謝に関係するホルモンの分泌を促す。膵臓（すいぞう）から分泌されるインスリンは，血液中のグルコース（ブドウ糖）をグリコーゲンに変えて肝臓への蓄積や脂肪に変えて脂肪組織への蓄積を促す。甲状腺から分泌されるホルモンのチロキシンは，代謝や発育成長を促進する。消化液分泌に関係するガストリン，セクレチンなどもある。

## 1.5　酵　　素

からだの消化や代謝の化学反応は，酵素という触媒によって行われている。酵素はたんぱく質からできている。消化に関係する酵素はほとんどがたんぱく質のみでできているが，体内代謝の酵素は，酵素たんぱく質（アポ酵素）に，マグネシウム，マンガン，亜鉛などのミネラルや，補酵素という有機物質が結合することにより活性化される。補酵素には，ビタミン$B_1$，$B_2$，$B_6$，ナイアシン，パントテン酸など，ビタミンを含む構造をもつもの（ほとんどが水溶性ビタミン）がある。このように，ビタミンとミネラルは酵素反応を進める働きをもつため，からだの調子を整える役目の栄養素である。これらのビタミンの欠乏症が生じるのは，補酵素が不足し，代謝がうまく進まないからである。

## 1.6　食欲とその調節

食欲には，空腹を癒やすために食物を食べたい食欲の空腹感や飢餓感があり，空腹感は，胃の収縮作用が活発になるためとか，血糖値や体温が低下することにより発生するといわれている。食欲の調節は，大脳中央下に存在する間脳の視床下部にある中枢神経で行われる。視床下部の外側には摂食中枢があり，空腹になると興奮して食物摂取の欲望（食欲）を起こさせる。また，その内側には満腹中枢があり，食物が満たされると食欲がなくなる（図4-5）。摂食中枢と満腹中枢は常に食物摂取が不足，または過剰にならないように調節する。

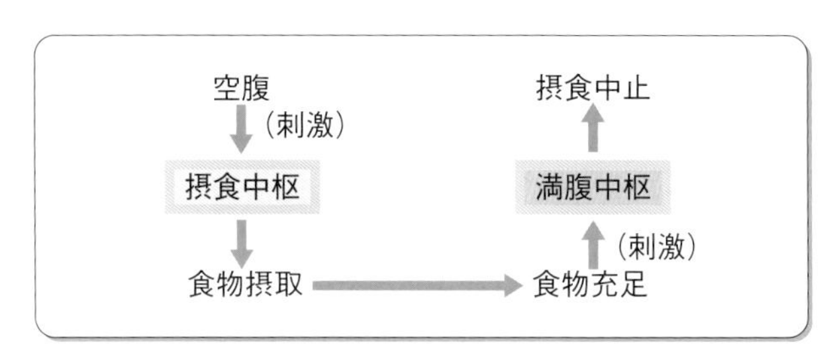


図4-5　摂食中枢と満腹中枢

また，食欲は大脳辺緑系にも関係があり，精神作用や食事経験による食嗜好により食物選択に伴う食欲（狭義食欲）を起こさせる。食べたい食物を選択して起こる狭義食欲は，過去の経験や精神作用が関係することがあり，味覚（甘味（かんみ），うま味など），嗅覚（果実の香り，料理のにおいなど），視覚（果実・野菜の色，魚の新鮮さなど），聴覚（食物を食べる音，調理する音など），皮膚感覚（舌ざわり，歯ごたえなど）の感覚が大きく作用し，助長する。それぞれの感覚には感覚細胞が存在し，刺激が与えられると興奮して末梢神経から大脳中枢に情報を伝える。

近年，体脂肪からレプチンというホルモン様物質が分泌され，食欲中枢に対し脂肪が過剰に蓄積しないように調節を行っていることがわかってきた。

## 2．消化器の機能

消化器系は，高分子化合物である栄養素を低分子栄養素に分解し，消化管壁を通して血管またはリンパ管内に取り入れ，吸収する作用を行う一連の器官である（図4－6）。

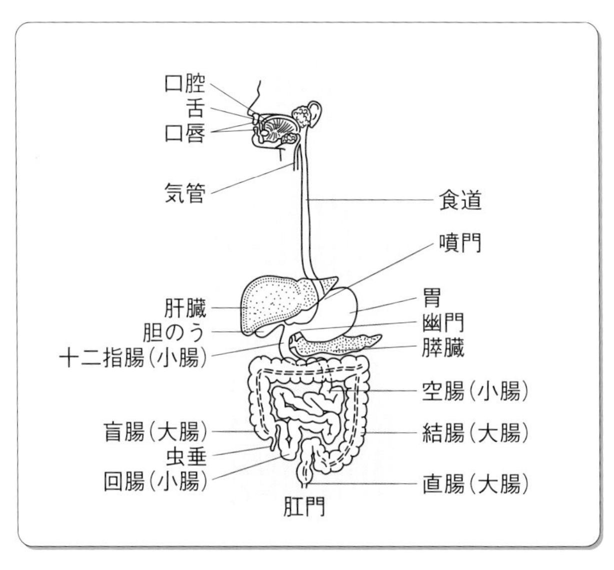


図4-6　消化器系器官

口から肛門に至る消化管の全長は8～10 m（身長の5～6倍程度）で，食物がその部分で機械的（物理的）・化学的作用によって順次消化され，栄養素として吸収される。摂食後に食物が排便されるまでには24～72時間を要する。

## 2.1 口　　腔

口腔では，歯で食物を噛み砕き，舌を使って食物と唾液をよく混ぜ（咀嚼），飲み込む（嚥下）ことにより，食物塊を食道へ送る。1日合計1～1.5 Lの唾液が分泌され，これには粘液とでん粉分解酵素のα-アミラーゼが含まれている。しかし，ふつう食物が口腔内に滞留する時間は短く（数秒～約1分間），消化作用はあまり進まない。ご飯をよく噛むと，でん粉の消化が進み，生成するブドウ糖などによって甘味が感じられるようになり，以後の消化にも役に立つ。口腔に続く食道は，入り口で気管と分かれ，食物がのどに触れると喉頭蓋がふたの役目をして気管の穴を閉じる。誤って呼吸と食物の嚥下を同時に行おうとするとむせるが，これは，食物が気管へ進入することを防いでいるのである。嚥下された食物は，食物の下部の筋が弛緩し，すぐ上部の筋が収縮するという蠕動運動によって移送される。

## 2.2 胃

胃は，口腔で咀嚼された食物を一時蓄えて胃液と混合し，食物に付着した微生物の殺菌，たんぱく質の初期消化を行う。食物塊は胃の強力な収縮運動を受け粥状に変化し，少量ずつ十二指腸へ送られる。胃の入り口は噴門，出口は幽門と呼ばれ，本体は胃体と呼ばれる。胃の内容は約1～1.4 Lで内壁は粘膜でおおわれており，その下に筋肉層があって蠕動で胃内の食物を混和する。

胃は1日に2～3 Lの胃液を分泌し，これは粘液，塩酸およびたんぱく質分解酵素のペプシンを含んでいる。胃の本体はたんぱく質でできているが，内側表面は糖たんぱく質の粘膜でおおわれているため，自らが分泌する塩酸やペプシンで侵されることはない。しかも胃は，胃液の分泌を自律的に制御するほか，粘膜を自律的に正常に維持して胃本体を保護することができる。しかし，胃は脳の支配を受けるので，精神的ストレスやアルコール，薬物の作用によって胃自体の制御機能が乱されると，粘膜の異常から胃液が自らの胃を消化し始める（胃潰瘍という疾病）。

## 2.3 小　　腸

小腸は胃の幽門から大腸に至る約6～7 mの長さの管で，腹腔内に密にたたみ込まれている。小腸には多数のリング状のひだがあり，蠕動運動によって食物を移送する。小腸は十二指腸，空腸，回腸に分けられるが，内面は粘膜におおわれ，粘膜には小腸全体で約数千万本の絨毛が密生し，それぞれの絨毛の表面には約数千個の栄養細胞がある。この細胞の表面にはそれぞれ数千本の微絨毛が密生しており，小腸全体では数十兆本ある。小腸の内面表面積は単純な円筒内面と比べると約600倍以上の大きさになり，食物の消化・吸収を効率よく行っている。二糖類やジペプチドは，微絨毛表層に固定して存在する酵素によって，消化と同時に吸収される。これを膜消化[注)]という。

十二指腸は約25 cmの長さがあり，ここに膵臓からの膵管と胆のうからの輸胆管が合一した総胆管が開口している。

## 2.4 膵　　臓

膵臓は胃の後ろにあって，重さ約60 gくらいの細長い器官で，1日約800～1,200 mLの膵液を分泌する。膵液は各種の消化酵素を含み，化学的消化の中心的役割を果たしている。すなわちでん粉を分解するα-アミラーゼ，脂肪を分解するリパーゼ，たんぱく質分解酵素のトリプシン，キモトリプシン，ペプチダーゼなどを含んでいる。その他，膵液は炭酸水素ナトリウムを含み，これは，胃から塩酸で酸性になって送られてくる内容物を中和する作用がある。また膵臓は，インスリンとグルカゴンというホルモンを分泌し，これらは血液中のグルコース量を一定に保つ働きがある。

## 2.5 胆のうと肝臓

胆のうは50～70 mLの内容積をもつ小さなふくろで，肝臓より産生された胆汁を蓄える。胆汁は十二指腸に分泌され，消化酵素を含まないが，乳化剤である胆汁酸を含み，脂肪を乳化して消化・吸収を助ける作用がある。胆汁酸塩は役割を終えると90％以上が回腸で吸収され，再利用される。これを腸肝循環という。また，胆汁は褐色の胆汁色素を含み，これが排泄されて糞便の色となる。肝臓や胆のうの障害によって胆汁色素が血液中に入ると全身に運ばれて皮下組織などに沈着し，黄疸（おうだん）の症状となる。

肝臓はおよそ2,500億個の肝細胞よりなる巨大な器官で「人体の化学工場」といわれる。消化管で消化・吸収された栄養素は，門脈を通る血流によって肝臓に運ばれる。肝臓には心臓から肝動脈によって豊富な酸素を含む血液も補給され，ここではたんぱく質の合成，グルコースや脂質の代謝，グリコーゲンの貯蔵，毒物の解毒，胆汁の合成など，多数の酵素によるおよそ2,000種類に及ぶ生化学反応が行われる。からだの組織が必要とする物質は肝臓から血液によって送り出され，また，筋肉やその他の器官で生成された代謝老廃物は，肝臓で再利用や分解が行われる。

## 2.6 大　　腸

大腸は小腸から続き，太さ5 cmくらいの管で盲腸，結腸，直腸からなり，腹腔内を大きくひと回りして肛門に至っている。大腸の主な役割は水分吸収であり，消化器系では唾液に始まって多量の消化液が分泌され，その総量は摂取した食物の5～6倍に及ぶといわれ，その水分の大部分が大腸で吸収される。このほか，大腸には莫大な数の腸内細菌が棲息しており，小腸から送られてくる不消化物を分解して新しい代謝産物をつくるので，大腸はこれら

注）膜消化は小腸の粘膜の刷子縁にある消化酵素によって行われる消化で，消化の最終段階である。消化産物は消化されると同時に吸収される。

の物質を吸収する作用もある。大腸に棲息する腸内細菌は100種に及び，ビフィズス菌など健康にかかわる細菌も存在する。糞便は，大腸で残った不消化物，消化管粘膜の排泄物，はく離細胞，腸内細菌の残骸などである。

### 2.7 消化液の分泌

胃と小腸における消化液の分泌は，消化管自体によってコントロールされている。消化管は摂取した食物中の成分を認識し，独自の内分泌システムにより脳神経の関与なしに消化液の分泌を指令している。そのために消化管粘膜の上皮細胞層の中に基底顆粒細胞が存在し，この細胞の上方は管腔に接し，アンテナ状のセンサーによって食物成分と接触してこれを解析する。基底顆粒細胞の下方は毛細血管に接するが，細胞内には無数の顆粒があり，ホルモンが蓄えられている。センサーからの情報によってホルモンが血液中に放出され，血流によって消化管の消化腺に届き，これを刺激して適切な消化液を分泌させている。

## 3. 主要な栄養素の消化・吸収

### 3.1 栄養素の吸収と消化吸収率

消化されて低分子になった栄養素は主に小腸で吸収されるが，吸収は三つの機構によって行われる。第一が単純拡散で，消化された栄養素濃度が細胞内濃度より濃いので，濃い側から細胞内の薄い側に濃度差により吸収される。脂肪消化物，脂溶性物質，ビタミンなどの吸収がこのメカニズムで行われる。

第二が促進拡散で，小腸膜に存在する担体が吸収される栄養素と結合し，拡散速度を高める。キシロース，フルクトース（果糖），グルタミン酸，アスパラギン酸などがこのメカニズムで吸収される。

第三が能動輸送で，小腸膜に存在する担体が栄養素と結合し，濃度の差に逆らって，すなわち，濃度の低い液から濃度の濃い液へエネルギーを使って積極的に栄養素を通過させる。小腸粘膜で生成されるATP（アデノシン三リン酸）がこのエネルギー給与体として使われる。グルコース（ブドウ糖），ガラクトースやカルシウムイオン，カリウムイオン，ナトリウムイオンなどの塩類イオン，アミノ酸などがこのメカニズムで吸収される。

ヒトの消化管における消化・吸収は効率的に行われるが，摂取した食物の栄養素は100%消化・吸収されるものではない。栄養素の消化吸収率は共存する他の食品成分や食品の種類によって，また栄養素で異なる。例えば，米飯，パンでは，たんぱく質80%，脂質80%，糖質99%，果実類では，たんぱく質70%，脂質80%，糖質85%である。ミネラルのうちナトリウムなどは吸収率が高いが，カルシウム，鉄などは一般に低い。

### 3.2 糖質（炭水化物）の消化・吸収

主食として食事で最も摂取量が多い栄養成分は，炭水化物の中の糖質のでん粉で，これは消化酵素の$\alpha$-アミラーゼによって分解される。唾液と膵液中の$\alpha$-アミラーゼは高分子のでん粉を粗切りに切断し，ついで順次小さな分子へ分解して，グルコース，マルトース（麦芽糖）などの混合物が生じる。これらのうち二糖類は，膜消化によってグルコースに消化され，同時に吸収される。植物の構造成分であるセルロースなどは，炭水化物の多糖類であるが，ヒトはこれを消化する酵素を分泌しない。ただし，難消化性多糖類でも，腸内細菌により弱いながら部分的に分解，吸収され，エネルギー源として利用されることが最近わかってきた。

グルコースとガラクトースは能動輸送によって，フルクトースは促進拡散によってそれぞれ吸収される。グルコースの吸収速度を100とすると，ガラクトースは110，フルクトースは43であるとされ，単糖の種類によって吸収される速度が異なる。

## 3.3 脂質の消化・吸収，輸送

脂質の中で食品成分として多い中性脂肪（トリグリセリド）は，膵臓から分泌される脂質分解酵素（リパーゼ）によって消化される。短い脂肪酸（短鎖脂肪酸）よりなるトリグリセリドは完全にグリセロールと脂肪酸に分解され，それぞれ拡散によって吸収される。また，トリグリセリドのままでも一部吸収される。これに対し，食品中でも量の多い長鎖脂肪酸（$C_{12}$～$C_{18}$）よりなるトリグリセリドは，リパーゼの作用で脂肪酸が2分子とれたモノグリセリドの段階で，遊離した脂肪酸と胆汁酸塩とともに複合体（ミセル）を形成し，水相に溶け込んで小腸の絨毛に到達し，脂肪酸とモノグリセリドだけが拡散によって小腸に吸収される。胆汁酸塩は吸収されず，再び小腸管腔に戻り，モノグリセリドと脂肪酸の輸送と吸収に繰り返し働いたのち，回腸から吸収され肝臓へ送られる（前出の腸肝循環）。

吸収された脂肪酸とモノグリセリドは，小腸上皮細胞内でトリグリセリドに再合成され，リン脂質，コレステロールと混合し，薄いたんぱく質の膜でおおわれたリポたんぱく質のキロミクロンを構成し，リンパ管を経て血液中に放出され，からだの各部に送られる。比較的短い脂肪酸（中鎖脂肪酸）はトリグリセリドに再合成されることなく，門脈を通って肝臓に運ばれる。

食物中のコレステロールは，脂肪酸，モノグリセリド，胆汁酸塩と複合体をつくって吸収され，血液中を輸送される。血液中にはキロミクロンのほかにもリポたんぱく質があり，それぞれ分担して脂質の輸送にあたっている。キロミクロンが食物に由来するトリグリセリドを輸送するのに対し，VLDL（超低密度リポたんぱく質）は，肝臓で合成された内因性のトリグリセリドを輸送する。

LDL（低密度リポたんぱく質）とHDL（高密度リポたんぱく質）は，コレステロールの輸送にあたる。LDL-コレステロールは，食事由来と肝臓で合成されたコレステロールを体内各組織に輸送する役割をもち，血液中にLDLが多量に含まれると血管内壁にコレステロールが沈着して動脈硬化の原因となることから，悪玉コレステロールと呼ばれる。一方，全身の余剰コレステロールを肝臓に送り返すHDL-コレステロールは，血管のコレステロール沈着を抑え，動脈硬化予防の作用があることから，善玉コレステロールと呼ばれる。

## 3.4　たんぱく質の消化・吸収，代謝

食物中のたんぱく質は，たんぱく質分解酵素（プロテアーゼ）によって消化される。まず胃でペプシンによって分解を受ける。この酵素は強い酸性で作用するが，胃液中の塩酸が胃内を強酸性に保ち，ペプシンの作用を促進する。胃の内容物が幽門を通って十二指腸に送られると，膵液からの炭酸水素ナトリウムによってこの酸性は中和されて弱アルカリ性になり，この条件下で膵液中の2種の酵素，トリプシンとキモトリプシンが作用して徹底的なたんぱく質の消化が行われる。消化管自体がたんぱく質であるため，プロテアーゼが分泌に至るまでに細胞が自らのプロテアーゼによって侵されるのを防ぐため，ペプシノーゲン，トリプシノーゲン，キモトリプシノーゲンという不活性型で貯蔵され，分泌されたあとに活性型になる。また，消化管の内面はプロテアーゼが作用しないよう粘膜（たんぱく質のムコイド）でおおわれており，ふつうはプロテアーゼによって侵されることはない。

乳児の胃にはペプシンの代わりにレンニンと呼ばれるプロテアーゼがあり，乳たんぱく質のカゼインを凝固させて消化されやすくなる。また，新生児は短い期間，乳汁中のたんぱく質を消化することなしに吸収できるが，これは初乳中の免疫グロブリンを母乳から受け取るためである。

消化管のプロテアーゼの作用により小さな分子になったたんぱく質は，次いで数種類のペプチダーゼによってさらに分解を受けて最後にジペプチドになり，これは二糖類と同じように小腸微絨毛上で膜消化によって分解と同時に吸収される。アミノ酸は能動輸送によって吸収され，毛細血管に移行し，門脈経路を経て肝臓に運ばれる。

吸収されたアミノ酸の大部分は，肝臓やからだの各組織において体たんぱく質に合成される。いったん合成されて各組織，器官を構成している体たんぱく質はそれぞれ一定の寿命で次々と壊され，入れ替わって新しく合成され，動的平衡が維持される（代謝回転）。体たんぱく質の分解で生成したアミノ酸と消化管から吸収されたアミノ酸は，混じり合ってアミノ酸プールを形成し，その大部分はたんぱく質の合成に用いられ，一部は他の化合物へ変換，または，エネルギーの産生に利用される。

## 3.5　ビタミンの吸収

脂溶性ビタミンは，単独では吸収されにくいので，一般に食品中の脂質とともに摂取することにより効果的に吸収される。また，体内に蓄積されやすいのでとりすぎによる過剰症のおそれがあり，注意が必要である。ビタミンAは，「日本人の食事摂取基準（2020年版）」（第6章参照）ではレチノール活性当量で表されており，体内でビタミンAに変換されるプロビタミンA（カロテン類，$\beta$-クリプトキサンチン）は吸収率が低いため，次のように換算されている。

レチノール活性当量（$\mu$gRAE）＝レチノール（$\mu$g）＋1/12 $\beta$-カロテン（$\mu$g）
＋1/24 $\alpha$-カロテン（$\mu$g）＋1/24 $\beta$-クリプトキサンチン（$\mu$g）
＋1/24 その他のプロビタミンAカロテノイド（$\mu$g）

水溶性ビタミンは，必要量以上は速やかに尿中に排泄されるので，一般に毎日必要量を摂取しなければならない。ビタミン$B_1$については，調理加工や吸収過程でアリシン（にんにくの成分）とビタミン$B_1$の反応により生ずるアリチアミンは，脂溶性で吸収性が良く，血液に取り込まれて体内に残留しやすく，糖代謝によるエネルギー変換・ATP産生酵素の働きを補助する。また，ビオチンは，卵白中に含まれるたんぱく質のアビジンと強く結合する性質があり，生卵の過剰摂取により，特に，外因性のビオチンや腸内細菌由来のビオチンの吸収が妨げられることがある。

## 3.6 ミネラルの吸収

### （1）カルシウムの吸収

食品中のカルシウムの吸収率はおよそ30％で，牛乳のカルシウム吸収率は比較的高く，小魚，野菜は低い。また，食物中のたんぱく質含量がカルシウムの吸収に影響を与え，高たんぱく質食では，低たんぱく質食の場合に比べて吸収が増加する。一方，食品中のシュウ酸，フィチン酸などはカルシウムと不溶性の塩をつくり，吸収を阻害する。シュウ酸は，ほうれんそうなどの野菜に多く含まれるが，生食せずゆでるなどの処理をすることによりかなり除去できる。フィチン酸は穀類，豆類に含まれるが，胚乳の部分は少ない。また，カルシウムの吸収では，胃液中の塩酸の作用が必要で，胃酸の分泌が少ない高齢者では，吸収阻害が起こることがある。

カルシウムの吸収と代謝にはリンとのバランスが重要で，両者の比率が1：2～2：1の間にあることが望ましいとされている。炭酸飲料や加工食品には食品添加物のポリリン酸などのリンが含まれることが多く，カルシウムを十分摂取しないと体内でリンとのバランスをとるために骨からカルシウムが溶出し，その脆弱化につながる。

カルシウムは生体で種々の生理作用に関与するため，適量のカルシウムの供給はすべての細胞にとって極めて重要である。そのため，血液中のカルシウム濃度は9～11 mg/100 mLと狭い範囲に厳しく維持されている。血中カルシウム量が減少すると腸からの吸収と骨からの動員が促進され，腎臓での再吸収が増大する。血中カルシウム量の調節には，ビタミンD，副甲状腺ホルモン，甲状腺由来のカルシトニンというホルモンなどが関与している。カルシウムが体内で必要となる成長期や妊娠・授乳中などでは，これらの制御により，腸からのカルシウムの吸収率が高くなる。

### （2）鉄 の 吸 収

鉄は他の栄養素と異なり，必要な量だけ食物から吸収されるよう自律的に調節されている。鉄の吸収は主に十二指腸上部で行われるが，腸粘膜細胞内のフェリチンが十分鉄と結合していると，腸管内の食物消化物中に鉄があってもあまり吸収されない。体内に鉄が不足するとフェリチンより鉄が補給され，その不足した分が小腸で食物から吸収されて，再びフェリチンを鉄で飽和する。鉄はトランスフェリンと結合して血液中を肝臓や骨髄へ輸送される。鉄分が必要となる成長期や妊娠・授乳中は吸収率が高くなる。

通常は，食品からの鉄の吸収率はおよそ10％と低い。食物中の鉄が吸収されるとき，ビタミンCなどの還元性物質があると吸収が促進される。レバー，畜肉などの動物性食品中の鉄は多くがヘム鉄の状態になっていて，野菜などの植物性食品の鉄（非ヘム鉄）より吸収率が高い。植物性食品の鉄は，肉や魚を一緒に食べることによって吸収率を向上できる。

# 4. エネルギー代謝

## 4.1 エネルギーの生産と摂取エネルギー，消費エネルギー

エネルギーは，熱，光，電気，化学などさまざまな形で存在している。運動や物質合成・分解など，生物は生命活動をしていくためにエネルギーが必要となり，ヒトを含むすべての生体内でエネルギーは直接的にはATP（アデノシン三リン酸）から供給される。ATPは高エネルギー結合を分子内に含み，この結合が切れるときに多量のエネルギーが放出され，生体に利用されている。また，生体は食物の化学エネルギーを獲得して生命現象を営んでいるが，具体的には食事から摂取する栄養素の糖質，脂質，たんぱく質がエネルギー源となり，これらを体内で酸化分解してATPを生成し，エネルギーを得ている。生体で行われるエネルギー獲得とその変換にかかわる生化学的プロセスをエネルギー代謝という。これには，食事による摂取エネルギーと，運動など身体活動による消費エネルギーがあり，成人では両者のエネルギーの収支バランスがとれていれば体重の変化はなく，摂取エネルギーに比べ消費エネルギーが少ないと体重の増加，さらに進めば肥満となり，逆に大きいと体重減少（さらに進めばやせ）になる。

三大栄養素のたんぱく質（P），脂質（F），糖質（C）のエネルギー摂取バランスは，エネルギー産生栄養素バランス（%エネルギー）といい，通常成人では，たんぱく質（P）13～20%，脂質（F）20～30%，残りが糖質（C）約50～65%が理想とされている。主食，主菜，副菜の食事バランスが良い理想的な日本食（和食）では，エネルギー産生栄養素バランスがこの理想値に保たれやすい。欧米の食事では脂質エネルギーが40%以上であり，循環器疾病の多発との関連性が指摘されている。

## 4.2 グルコースのエネルギー代謝

食物中の糖質は単糖まで分解されて吸収されるが，その大部分はグルコースである。単糖のフルクトースとガラクトースは吸収されたあとにグルコースに変換される。グルコースは消化管から吸収され，門脈を経て肝臓に送られたのち，血液によってからだのすみずみまで送られる。グルコースは肝臓と筋肉で一部貯蔵型の糖質である多糖のグリコーゲンになる。また，一部は体脂肪に変換され，これらは貯蔵エネルギーとなる。グルコースは必要に応じてアミノ酸や他の生理活性物質に変換されるが，大部分は燃焼されてエネルギーを産生する。脂肪酸やアミノ酸もエネルギー源となるが，基本的なエネルギーは糖質に依存している。特に脳はグルコースしかエネルギー源として利用せず，グルコースが体内に不足するとアミノ酸などからグルコースをつくって補給する（糖新生）。

グルコースは，解糖系とTCA回路（クエン酸回路，クレブス回路）を経て代謝される（図

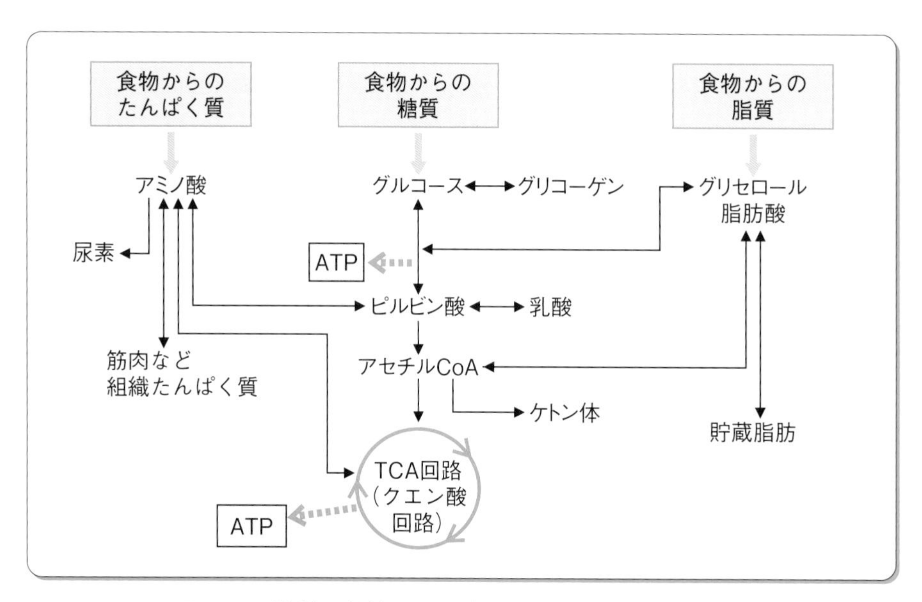


**図4-7　糖質，脂質，たんぱく質のエネルギー生成関係**

注）ATP（アデノシン三リン酸）：生成エネルギー

4-7)。グルコースはまずリン酸エステルになったのち，フルクトースのリン酸エステルに転換され，次に半分に切断されて三炭糖になり，さらに代謝されてピルビン酸を経て乳酸になる。ここまでに1分子のグルコースから2分子のATPを生成する。この過程は酸素を必要としない嫌気的代謝であり，解糖という。

ピルビン酸はアセチルCoA（活性酢酸）になったのちにTCA回路に入る。この回路を一回りする間に次々と二酸化炭素と水素供与体物質が生成し，供与された水素は電子の型で電子伝達系に送られて段階的に酸化され，その際に発生するエネルギーは捕捉されてATPの高エネルギー結合をつくり，電子は最後に水素イオンとともに酸素と結合して水になる。グルコースや脂肪の好気的エネルギー代謝はすなわち呼吸で，このTCA回路で36分子のATPが生成する。グルコース1分子が解糖系，TCA回路を経て電子伝達系に至り，完全に酸化される間に合計38分子のATPがつくられることになる。

グルコースは，解糖系からTCA回路を経る代謝の途中のいくつかの点で分岐して，一部が他の化合物に変換される。脂肪酸は，アセチルCoAから分かれて脂肪酸合成経路によって合成され，三炭糖からのグリセロールとともにトリグリセリド（中性脂肪）がつくられる。アミノ酸については，糖代謝の中間体であるピルビン酸，$\alpha$-ケトグルタル酸，オキザロ酢酸より，それぞれアラニン，グルタミン酸，アスパラギン酸などに転換されるが，必須アミノ酸（次頁参照）の生成経路はない。

## 4.3　脂質のエネルギー代謝

トリグリセリドは，肝臓や各組織で脂肪酸とグリセロールに分解され，グリセロールは解糖系に入る。脂肪酸は分解されて，ATPの生成に用いられる以外はリン脂質の成分となって細胞膜を構成し，また，必須脂肪酸（p.26参照）は生理活性に関与する。コレステロールも脂肪酸から合成される。余剰のトリグリセリドは，炭水化物由来のトリグリセリドとともに脂肪組織に集められ，貯蔵エネルギーになる。

脂肪酸の主たる役割は，分解代謝されてエネルギー源になることである。脂肪酸の分解は炭素2個ずつに開裂する好気性代謝経路であるβ酸化によって行われ，その2個の単位をもつ炭素のアセチルCoAを生成する。このアセチルCoAはグルコースからも解糖系を経てピルビン酸から生成する（図4-7）。そして，グルコースからの場合と同じようにTCA回路に入り，電子伝達系を経て水と二酸化炭素に完全に分解され，この過程で多量のATPを生成する。例えば，1分子のパルミチン酸は130分子のATPを生成する。脂肪酸は糖質よりもエネルギー効率は高いが，TCA回路が順調に回転するには十分量のオキザロ酢酸（ピルビン酸から生成する）が必要であり，脂肪酸はこれを供給することができず，また，脳はグルコースを唯一のエネルギー源として要求するので，食事は相当量の糖質が含まれていることが望ましい。

飢餓や糖尿病の場合など，体内の糖質の代謝が不完全なとき，貯蔵脂肪が分解され，脂肪酸が多量にエネルギー源として利用されようとするが，ピルビン酸が不足の場合，脂肪酸由来のアセチルCoAが溜まってTCA回路に順調に入れず，アセト酢酸などのケトン体を生成する。過剰になるとケトン血症，ケトン尿症となる。

## 4.4　たんぱく質のエネルギー代謝

炭水化物や脂肪の摂取が少ないとき，アミノ酸は体たんぱく質合成よりも優先してエネルギー産生に利用される。アミノ酸はアミノ酸プールに入って，繰り返し体たんぱく質などの合成に利用されるが，一部は分解される。このとき，アミノ基を失ったアミノ酸の炭素骨格は，それぞれの構造に応じた代謝経路を経て最終的にはTCA回路に入り，ATP生成に利用されるか，または，グルコースや脂肪酸などの合成の素材になる（図4-7）。

必須アミノ酸は，構造的に体内で合成しにくく，その合成系が体内にないか，または，あっても合成速度が非常に遅く要求量を満たすことができず，外部から食物中に補給する必要がある。バリン，ロイシン，イソロイシン，スレオニン，リジン，メチオニン，フェニルアラニン，トリプトファン，ヒスチジンの9種である。また，必須でない可欠アミノ酸は，ヒトの体内で合成され，食物からの摂取が不足しても成長や体重維持に影響を与えないアミノ酸である。しかし，可欠アミノ酸は栄養学的には不必要というわけではなく，食事は，たんぱく質全体の必要量を満たすものとして必須アミノ酸とともに可欠アミノ酸も摂取することが望ましい。アミノ酸は体たんぱく質の合成に使われるだけでなくエネルギー源になり，また，グルコースや脂肪に変換されるが，可欠アミノ酸は変換されやすく，貴重な必須アミノ酸の浪費を防ぐ作用もある。

## 4.5　食品のエネルギー量

食事をすると，その食品に含まれる糖質，脂質，たんぱく質からエネルギーを得ることが

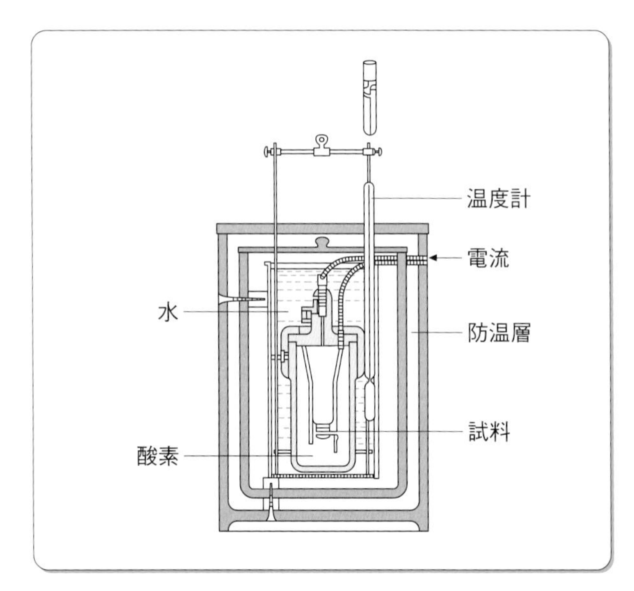


**図4-8　食品の熱量（カロリー）を測定する熱量計**

できる。食品に含まれるエネルギー量（単位はキロカロリー：kcal，または，キロジュール：kJ，1 kcal = 4.184 kJ）は，爆発熱量計を用いて測定する（図4－8）。水に浸した鉄容器に食品試料を入れ，酸素を満たし，電流を通じて爆発的に完全燃焼（酸化分解）させると，その際に発生した熱がまわりの水を上昇させることから，その発熱エネルギー量を測定することによって，その食品のエネルギー含量を知ることができる。

各種食品の糖質，脂質，たんぱく質の化学的燃焼エネルギー量を測り，食品中の利用可能エネルギーに換算すると，糖質，脂質，たんぱく質は，それぞれおよそ，4 kcal/g，9 kcal/g，4 kcal/gとなる。この4，9，4の数値はアトウォーター係数といわれている。食品中に含まれる糖質，脂質，たんぱく質のそれぞれの重量（g）がわかれば，これを用いて食品のおおよそのエネルギー量（kcal）を算出することができる。

**■参考文献**

・林淳三監修：生化学，建帛社（2003）
・高見伸治，山本勇，西瀬弘，大塚暢幸，長澤治子，土居幸雄：改訂 食品微生物学，建帛社（2016）
・藤田恒夫：改訂第4版 入門人体解剖学，南江堂（1999）
・林淳三：四訂 ニューライフ栄養学，建帛社（2010）
・北岡正三郎：四訂版 入門栄養学，培風館（2006）
・日本フードスペシャリスト協会編：三訂 栄養と健康，建帛社（2015）

# 第5章 栄養状態の評価（栄養アセスメント）

豊かになった日本人の食生活であるが，高齢者には生理的老化現象による栄養障害（栄養不良）が多く認められる。超高齢社会において，高齢者の栄養障害は，生活の質（quality of life：QOL）の低下を引き起こす社会的問題である。

さらに，現在では，食の欧米化など社会状況の変化から，栄養過多も含むさまざまな栄養障害が見受けられる。24時間営業のコンビニエンスストアやレストランが普及し，手軽で便利に食べ物が手に入る現況は，「食べたいときに食べたいものを食べる」というライフスタイルを生み出し，豊かな時代の現代型栄養不良を引き起こしている。

本章では，そのような時代にあって，さまざまな面で重要となっている栄養状態の評価（栄養アセスメント）について，その評価法となる，食生活調査，身体計測，臨床診断・検査についての概要を学ぶ。

## 1．栄養アセスメント

これまで栄養状態の評価（栄養アセスメント）は，入院患者など医療現場を中心に行われていた。しかし近年は，高齢社会とライフスタイルの変化がつくり出した現代型栄養不良が問題視され，健康の保持・増進や生活習慣病の予防手段として栄養アセスメントが重要視されるようになってきた。

栄養不良（＝栄養のアンバランス状態）が継続すると，さまざまな生体機能が不調をきたし病気を引き起こす。よって，本章で学ぶ「栄養アセスメント」は，栄養不良リスクがある者を早期にスクリーニングし，病気を未然に防ぐ「予防医学」[注1)]に属すると理解してもらいたい。

栄養アセスメントの目的は，栄養不良もしくは栄養不良リスク状態の早期発見にある。栄養状態を的確に評価するためには，食事の摂取状況のみでなく，身体計測，血液検査，臨床症状などから総合的に判定する必要がある。評価の結果をもとに問題点を抽出し，健康の保持・増進や疾病予防をめざした生活改善指導が行われる。

注1） 病気にならないよう未然に予防する医療のこと。年々進行する①高齢社会による医療費増大，②生活習慣病増加が深刻化した社会背景から，これまでの病気になったら治す「治療医学」から，病気を予防する「予防医学」が重要視されている。医療費削減という社会経済的観点からも，「予防医学」における栄養アセスメントの役割が注目されている。

# 2. 食生活調査

## 2.1 食事調査

食事調査は栄養素摂取状況の把握を目的としている。食事記録票を用いた食事内容の記録や，食習慣を調べる食物摂取頻度調査等が行われる（図5-1）。

食事記録票

| 4月18日（木） 起床（6:30）就寝（22:30） | |
|---|---|
| 朝食 時間（ 7:30～ 7:50）（自宅）・外食 | 量 |
| ごはん | 軽く1杯 |
| 納豆（ねぎ） | 1パック |
| きゅうりの浅漬け | 4切 |
| みそ汁（わかめ） | 1杯 |
| りんご | 1/4個 |
| | |
| 昼食 時間（12:30～13:00）（自宅・（外食） | 量 |
| お弁当 ⟶ | |
| ごはん＋ふりかけ | |
| 卵焼き | 2切 |
| さばの塩焼き | 1/2切 |
| ひじきの煮物 | 小さじ2 |
| プチトマト 1個，ウーロン茶 1杯 | |
| 間食 時間（15:00～15:10）（自宅・（外食） | 量 |
| クッキー（○○社製） | 2枚 |
| コーヒー（＋クリーム，砂糖） | 1杯 |
| | |
| 夕食 時間（19:30～20:10）（自宅）・外食 | 量 |
| スパゲッティ（ミートソース） | 1人前 |
| サラダ（レタス，トマト1/8，ゆで卵1/2， | 小皿1杯 |
| きゅうり1/6）＋ドレッシング（ノンオイル青じそ） | |
| コンソメスープ（ミックスベジタブル入り） | カップ1.5杯 |
| | |
| | |
| 間食 時間（22:30～22:40）（自宅）・外食 | 量 |
| アロエヨーグルト（○○社製） | 1パック |
| | |
| | |

食事内容（時間，場所，メニュー）を記録してもらい，食品成分表を用いて栄養摂取量を算出する。

食物摂取頻度調査票

あなたはこの1か月の間，以下の食べ物をどのくらいの頻度で食べていましたか？
当てはまるものにチェックを入れてください．

| ☆肉類 | ☆魚類 | ☆豆類（豆腐・納豆など） |
|---|---|---|
| □毎日 | □毎日 | □毎日 |
| □週6～5 | □週6～5 | □週6～5 |
| □週3～4 | □週3～4 | □週3～4 |
| □週1～2 | □週1～2 | □週1～2 |
| □週1未満 | □週1未満 | □週1未満 |
| □食べない | □食べない | □食べない |

| ☆乳製品（牛乳，ヨーグルトなど） | ☆卵 | ☆いも類 |
|---|---|---|
| □毎日 | □毎日 | □毎日 |
| □週6～5 | □週6～5 | □週6～5 |
| □週3～4 | □週3～4 | □週3～4 |
| □週1～2 | □週1～2 | □週1～2 |
| □週1未満 | □週1未満 | □週1未満 |
| □食べない | □食べない | □食べない |

| ☆緑黄色野菜 | ☆それ以外の野菜 |
|---|---|
| □毎日 | □毎日 |
| □週6～5 | □週6～5 |
| □週3～4 | □週3～4 |
| □週1～2 | □週1～2 |
| □週1未満 | □週1未満 |
| □食べない | □食べない |

一定数の食品を列挙し，その摂取頻度を質問することで，食品の摂取習慣を調査する。
食物の摂取頻度に加え摂取量についても質問している。半定量食物摂取頻度調査法では，エネルギー，栄養素の習慣的摂取量を推定できる。

**図5-1 食事調査用紙の例**

## 2.2 生活習慣の状況

喫煙・飲酒，睡眠，住居形態（自宅，一人暮らし，寮など）に加え，食事の欠食状況など食生活を含めた項目について調査を行う。栄養不良となる背景には，一人暮らしや朝食の欠食などが関連する場合も多く，生活習慣を把握することは重要である。

# 3. 身体計測

## 3.1　身長・体重，体格指数

身長・体重は栄養状態を評価する基本的な情報となる。身長・体重から算出する体格指数は，最も簡便な栄養評価の方法であり，肥満ややせを判定できる。代表的な体格指数であるBMI（body mass index，表5-1）は国際的に使用されており，体脂肪率と相関が高い。BMI＝22の状態が最も死亡率・有病率が低い（図5-2）ことから，標準体重として用いられる。BMIを用いた標準体重は，次の式で算出される。

標準体重(kg)＝身長(m)×身長(m)×22

乳幼児にはカウプ指数，学童期にはローレル指数が用いられる（表5-1）。

表5-1　体格指数の種類と算出方法

| | 体格指数 | 算出方法 | 判定基準 |
|---|---|---|---|
| 成　人 | BMI | 体重(kg)÷[身長(m)]$^2$ | やせ：18.5未満<br>標準：18.5以上25未満<br>肥満：25以上30未満<br>高度肥満：30以上 |
| 乳幼児<br>(満3か月〜5歳) | カウプ指数 | 体重(g)÷[身長(cm)]$^2$×10 | やせ：13以下<br>標準：15〜18<br>肥満：20以上 |
| 学童<br>(小・中学生) | ローレル指数 | 体重(kg)÷[身長(m)]$^3$×10 | やせ：100以下<br>標準：116〜144<br>肥満：160以上 |

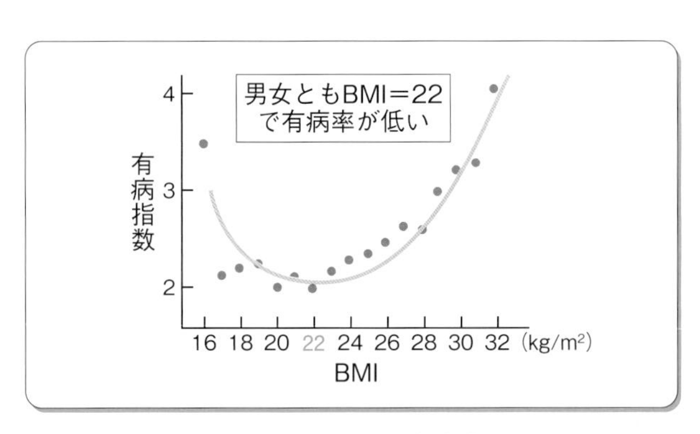


図5-2　BMIと有病数
（日本肥満学会より）

## 3.2 体　組　成

体脂肪量，骨格筋量など体組成の質的評価を行う。BMIのみでは判定できない栄養状態を把握できる。

### (1) 体脂肪率

体脂肪は，エネルギー貯蔵や体温保持，ホルモン生成などの役割をもつ。よって，適度な体脂肪は身体の機能を正常に保つために必要であるが，過度な体脂肪の蓄積は健康を害する。体に占める脂肪の比率を表す体脂肪率は，測定方法により数値の基準や正確性が異なることから肥満の判定には使用されない。特に，近年普及したインピーダンス法[注2]を利用した体組成計は，測定時刻や機種による誤差が大きい。体脂肪率の適正基準（表5-2）は，あくまでも目安として捉えたほうが良い。

表5-2　体脂肪率による判定基準（一般成人の場合）

（%）

| | 傾向 | | | |
|---|---|---|---|---|
| | 低　い | 適　正 | やや高い | 高　い |
| 男　性 | 10未満 | 10～20未満 | 20～25未満 | 25以上 |
| 女　性 | 20未満 | 20～30未満 | 30～35未満 | 35以上 |

（Lohman（1986）および長嶺（1972）により提唱される判定値）

### (2) 皮下脂肪厚

キャリパーで厚さを測定する皮下脂肪厚は，体脂肪率との相関が高い。一般的な測定部位は上腕三頭筋および肩甲骨下部の皮下脂肪厚であり，2点の加算値が男子で35 mm以上，女子で45 mm以上はそれぞれ体脂肪25％以上，30％以上として肥満傾向が推定される。測定にはある程度の熟練した技術が必要である（図5-3）。

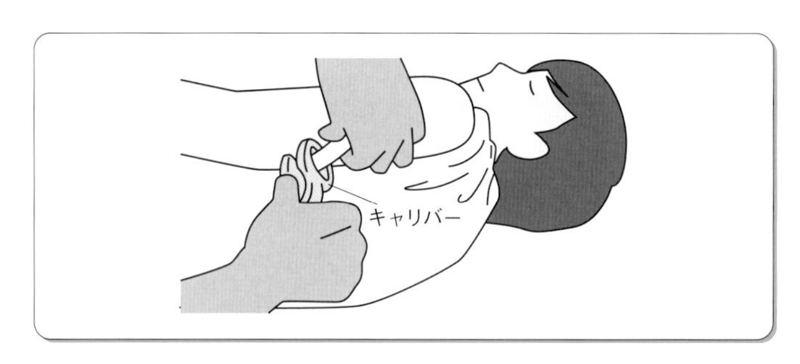


図5-3　皮下脂肪厚の測定（上腕三頭筋下部）

### (3) 上腕周囲長，上腕筋囲

上腕周囲長（利き手と反対の腕）は，全身の体脂肪量と骨格筋量の推測に用いられ，上腕筋囲は骨格筋量の指標となる（表5-3）。上腕筋囲は次式を用いて算出する。

---

注2）人体に影響のない微弱な電流を体内に通すことにより，電流の抵抗値を測定して脂肪量を算出する。筋肉は水分を多く含み電気を通しやすく，脂肪は水分を含まず電気を通さないという特徴を利用している。

表5-3　上腕周囲長，上腕筋囲の基準値

| | 上腕周囲長 | 上腕筋囲 |
|---|---|---|
| 男　性 | 27.4 cm | 25.8 cm |
| 女　性 | 24.8 cm | 21.0 cm |

（渡邉早苗ほか編：保健・医療・福祉のための栄養学 第3版，医歯薬出版，2005より抜粋）

上腕筋囲（cm）＝上腕周囲長（cm）－0.314×上腕三頭筋皮下脂肪厚（mm）

基準値の80～90％は軽度，60～79％は中等度，60％未満は高度の栄養障害と判定される。

## 3.3　ウエスト周囲，ウエスト／ヒップ比

生活習慣病の発症と関連の高い内臓脂肪型肥満（第9章参照）の判定に用いる。

### （1）ウエスト周囲（へそまわり）

メタボリックシンドロームの診断基準に含まれるウエスト周囲は，男性85 cm以上，女性90 cm以上（腹部CT検査の内臓脂肪面積が100 $cm^2$以上に相当）で内臓脂肪の蓄積があると判定される。ウエストはくびれ部分ではなく，立位状態でへそを通るラインの周囲をウエスト周囲として測定する（図5-4）。

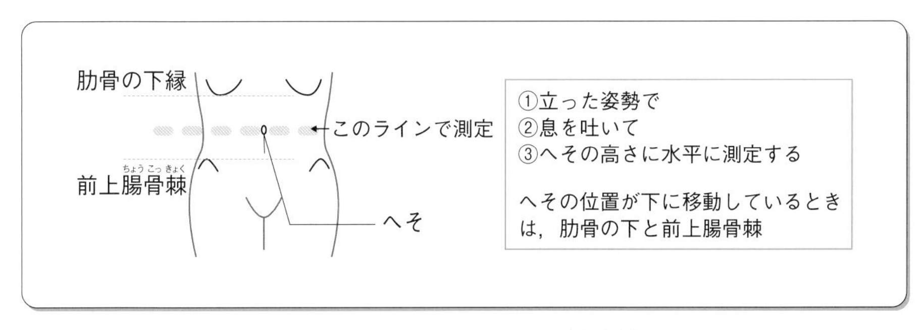


図5-4　ウエスト周囲の測定方法

### （2）ウエスト／ヒップ比

ウエスト周囲とヒップ周囲の比率より算出する。メタボリックシンドロームの診断基準が規定される以前は，内臓脂肪蓄積の指標として，最もよく用いられていた。

ウエスト／ヒップ比＝ウエスト（cm）÷ヒップ（cm）

男性で1.0以上，女性で0.9以上の場合，内臓脂肪型肥満と判定される。

## コラム　メタボリックシンドロームはどうして危険なの？

メタボリック（metabolic）は「代謝」，シンドローム（syndrome）は「症候群」を意味する。内臓脂肪の蓄積を示すウエスト周囲に加えて，脂質異常，高血圧，高血糖のうち二つ以上が基準値を超えるとメタボリックシンドローム（代謝（異常）症候群）と診断される（図5-5）。

メタボリックシンドロームと診断された場合は，本人が気づかないうちに動脈硬化が進行している可能性が高い。リスクが重なるほど脳卒中や心筋梗塞などの発症率がはね上がり（図5-6），命を脅かす危険性が高くなるのである。つまり，メタボリックシンドロームは，自覚症状のないうちから生活習慣の改善を始めるための予防医学的な考え方に基づいている。

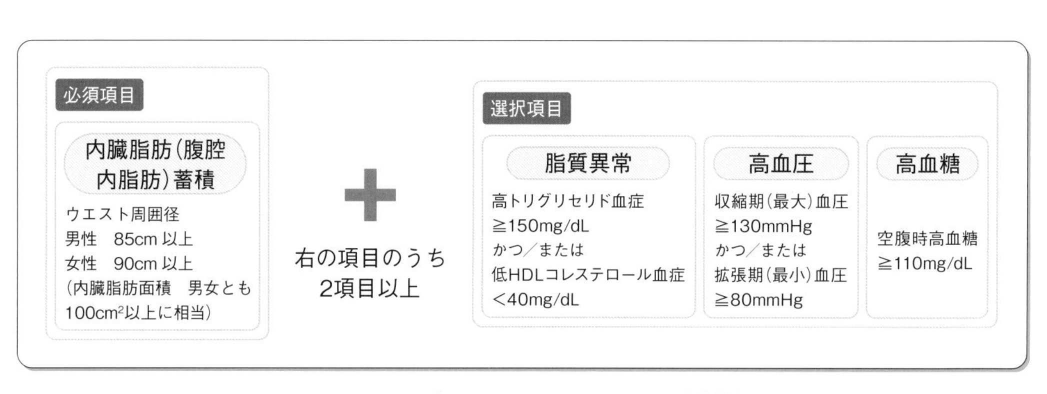


図5-5　メタボリックシンドロームの診断基準

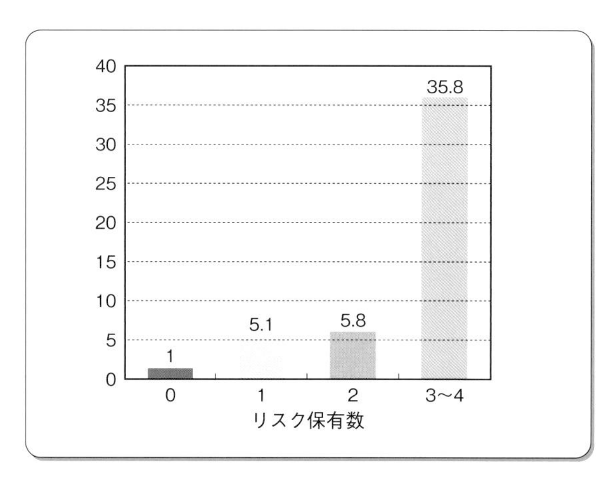


図5-6　リスクの数と心臓病の発症危険度

注）リスクがない場合の発症危険度を1とした場合

（日本肥満学会：肥満症治療ガイドライン2006，2006）

# 4. 臨床診査・臨床検査

## 4.1 臨床診査

問診や観察により臨床症状の評価を行う。問診では，病歴，家族歴，月経状態などの情報を得るとともに，栄養状態が影響しやすい皮膚，毛髪，爪，唇の状態や，浮腫（むくみ），貧血症状などを視覚的に観察する。

## 4.2 臨床検査—血液・尿生化学検査

食事からの栄養素の摂取状況や，生体内での消化・吸収・代謝機能の変化が，血液・尿の成分に反映する。よって，血液や尿を用いた生化学検査により，栄養状態を評価することが可能である。主な評価項目と基準値を表5-4に示すとともに，主な項目について以下に解説する。

**表5-4 栄養評価に用いる主な血液生化学検査項目**

| | 略　称 | 検査項目 | 基準値（成人） |
|---|---|---|---|
| 血清成分 | TP | 総たんぱく | 6.7～8.3 g/dL |
| | ALB | アルブミン | 3.8～5.3 g/dL |
| | T-Cho | 総コレステロール | 120～220 mg/dL |
| | HDL-Cho | HDL-コレステロール | 男：37～67 mg/dL<br>女：40～71 mg/dL |
| | LDL-Cho | LDL-コレステロール | 139 mg/dL以下 |
| | TG | トリグリセリド（中性脂肪） | 30～150 mg/dL |
| | Glu | 血糖（空腹時） | 60～100 mg/dL |
| | HbA1c | 糖化ヘモグロビン（ヘモグロビンA1c） | 4.7～6.2% |
| | GA | 糖化アルブミン（グリコアルブミン） | 12～16% |
| | AST（GOT） | アスパラギン酸アミノトランスフェラーゼ | 10～30 U/L |
| | ALT（GPT） | アラニンアミノトランスフェラーゼ | 3～30 U/L |
| | γ-GTP | γグルタミルトランスペプチダーゼ | 男：8～50 U/L<br>女：6～30 U/L |
| 血球成分 | WBC | 白血球数 | 3,300～9,000 μL |
| | RBC | 赤血球数 | 男：430～570 × $10^4$/μL<br>女：380～500 × $10^4$/μL |
| | Hb | ヘモグロビン | 男：13.5～17.5 g/dL<br>女：11.5～15.0 g/dL |

注）基準値は，臨床化学検査学（医歯薬出版）より参照

### (1) 血液検査値

**1) 血清たんぱく，アルブミン**　血清たんぱく，アルブミンの低下は，最も代表的な栄養障害として知られ，たんぱく質やエネルギーの摂取不足から免疫機能を低下させる。開発途上国の乳幼児，食事摂取が困難な高齢者や入院患者などにみられるたんぱく質・エネルギー栄養障害（protein energy malnutrition：PEM）として知られている。

**2) コレステロール，トリグリセリド（中性脂肪）**　血中の脂質成分であり，エネルギー・脂肪の過剰摂取，脂質の代謝異常から増加する。特に，LDL-コレステロール（悪玉コレステロール）とトリグリセリド値が高い状態を脂質異常症と呼び，動脈硬化を誘発する危険因子となる（第9章参照）。

**3) 空腹時血糖値，糖化ヘモグロビン，糖化アルブミン**　空腹時血糖値が110 mg/dL以上の場合は糖尿病が疑われる。糖化ヘモグロビン（ヘモグロビンA1c：HbA1c）と糖化アルブミン（グリコアルブミン）は，それぞれ血液中のグルコース（ブドウ糖）とヘモグロビンまたはアルブミンが結合したものである。糖化ヘモグロビンでは過去1～2か月，糖化アルブミンでは過去1～2週間の平均的な血糖値を知ることができる。

**4) AST，ALT，γ-GTP**　いずれも肝臓に含まれる酵素で，肝機能低下により血液中に増加する。肥満と併発する脂肪肝でも増加する。特に，γ-GTPはアルコール多飲により増加するため，断酒により正常化することが多い。

**5) ヘモグロビン**　ヘモグロビンの低下は鉄欠乏性貧血の指標となる。赤血球に含まれる色素成分であるヘモグロビンは，鉄を合成成分とし，体内に酸素を運ぶ役目をもつ。鉄欠乏性貧血では体内へ酸素が十分に運搬できなくなることから，疲労感，息切れ，立ちくらみなどが起こる。

### (2) 尿生化学検査

**1) 尿たんぱく**　腎臓機能の低下などから血液中のたんぱく質が尿に漏れ出すことで，尿中にたんぱく質が増加する。激しい運動，発熱，月経，妊娠，ストレスなど生理的な影響で一過性にたんぱく尿が出る場合もある。

**2) 尿　糖**　通常，尿中に糖分は含まれない。糖尿病のように血糖値が高い状態が続くと，尿糖が高くなる。

**3) ケトン体**　ケトン体は体脂肪の中間代謝産物である。飢餓状態，嘔吐・下痢症状，糖尿病などにより糖からのエネルギー産生が不足すると，体内の脂肪がエネルギー源となり分解され，尿中に多量に排出される。

#### ■参考文献

・脊山洋右，廣野治子編：コンパクト栄養学 改訂第3版，南江堂（2010）
・武田英二：新クイックマスター　栄養学，医学芸術社（2007）

# 第6章 食事摂取基準と私たちの食生活

私たちが健康的な生命活動を営むためには，適正な栄養成分の摂取が必要である。しかし，近年の問題として，朝食の欠食，偏食，運動不足など，不適切な生活習慣が要因となって引き起こされる生活習慣病の罹患者が，増加の一途をたどっている。わが国をはじめ多くの国では，このような問題への対策として，日常食事として摂取することが望ましいエネルギーおよび栄養素の量を食事摂取基準として提示してきており，「日本人の食事摂取基準」では，科学的根拠の進展や食をめぐる諸状況の変化に応じて，原則として5年ごとに改定を行ってきている。

前回改定の「日本人の食事摂取基準（2015年版）」は，高齢化の進展や糖尿病等有病者数の増加を踏まえ，2013（平成25）年度に開始した健康日本21（第二次）に掲げられた，主要な生活習慣病の発症予防と重症化予防の徹底を図ることを基本的方向として策定されたものである。

## 1．日本人の食事摂取基準（2020年版）

### 1.1 策定の方針

「日本人の食事摂取基準」の最新版である2020年版は，健康な個人または集団を対象として，国民の健康の維持・増進，生活習慣病の発症および重症化予防のために参照するエネルギーおよび各栄養素の摂取量の基準を示すという従来からの方針に加え，栄養に関連した身体機能，代謝機能の低下の回避の観点を大きく取り入れ，高齢者においては低栄養予防やフレイル予防も視野に入れて策定されている（図6-1，本節の図表はすべて，厚生労働省：「日本人の食事基準（2020年版）」策定検討会報告書（2019）より）。また，科学的根拠に基づく策定を行うことを基本とし，現時点で根拠は十分ではないが，重要な課題については，研究課題の整理も行うこととしている。なお，2015年版からの変更点として，高齢者について，65歳以上とし，年齢区分は，65～74歳，75歳以上の2つの区分が設けられた。2020（令和2）年度から2024（令和6）年度までの5年間に使用するものである。

### 1.2 策定の基本的事項

#### （1）エネルギー

エネルギーの摂取量および消費量のバランス（エネルギー収支バランス）の維持を示す指標として，成人には「体格（BMI：body mass index）」（第5章，p.57参照）が採用された。このため，成人において，観察疫学研究において報告された総死亡率が最も低かったBMIの範

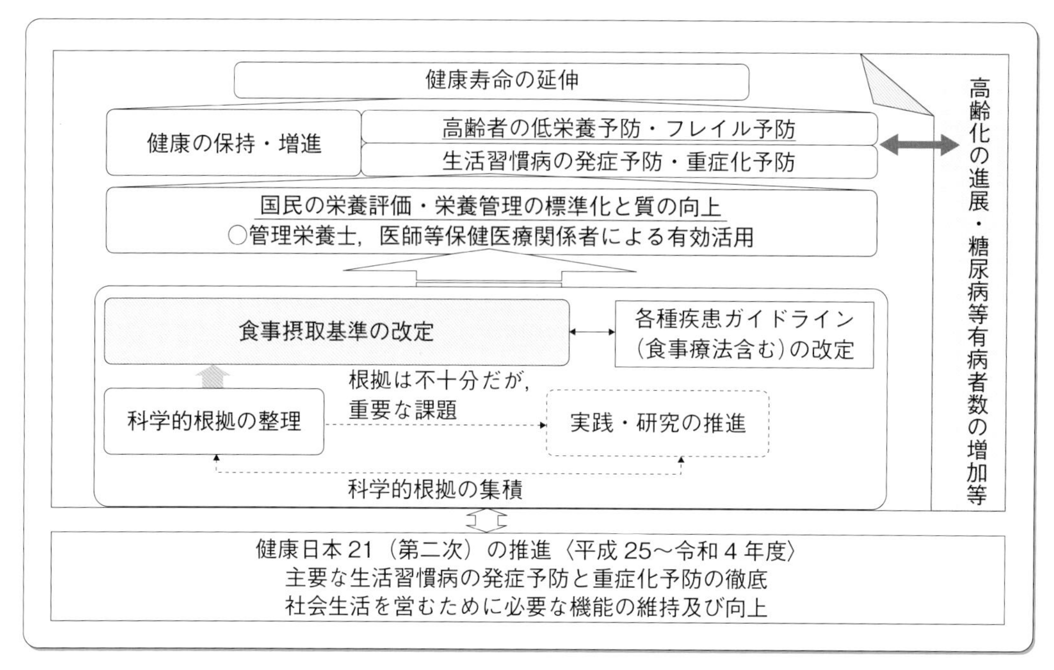


**図6-1　日本人の食事摂取基準（2020年版）策定の方向性**

**表6-1　目標とするBMIの範囲（18歳以上）[1,2]**

| 年齢（歳） | 目標とするBMI（kg/$m^2$） |
|---|---|
| 18～49 | 18.5～24.9 |
| 50～64 | 20.0～24.9 |
| 65～74[3] | 21.5～24.9 |
| 75以上[3] | 21.5～24.9 |

1：男女共通。あくまでも参考として使用すべきである。
2：観察疫学研究において報告された総死亡率が最も低かったBMIを基に，疾患別の発症率とBMIとの関連，死因とBMIとの関連，日本人のBMIの実態に配慮し，総合的に判断し目標とする範囲を設定。
3：高齢者では，フレイルの予防及び生活習慣病の発症予防の両者に配慮する必要があることも踏まえ，当面目標とするBMIの範囲を21.5～24.9 kg/$m^2$とした。

囲，日本人のBMI の実態などを総合的に検証し，成人期を3つの区分に分け，目標とするBMI の範囲が提示されている（表6-1）。目標とするBMI については，肥満とともに，特に高齢者では，低栄養の予防が重要とされている。

BMIは，あくまでも健康を維持し，生活習慣病の発症予防を行うための要素の一つとして扱うに留め，特に65歳以上では，介護予防の観点から，脳卒中を始めとする疾病予防とともに，低栄養との関連が深い高齢によるフレイルを回避することが重要であるが，さまざまな要因がその背景に存在することから，個々人の特性を十分に踏まえた対応をすることが望ましい。

### (2) 栄 養 素

栄養素摂取の指標は，三つの目的からなる五つの指標で構成されている（図6-2）。具体

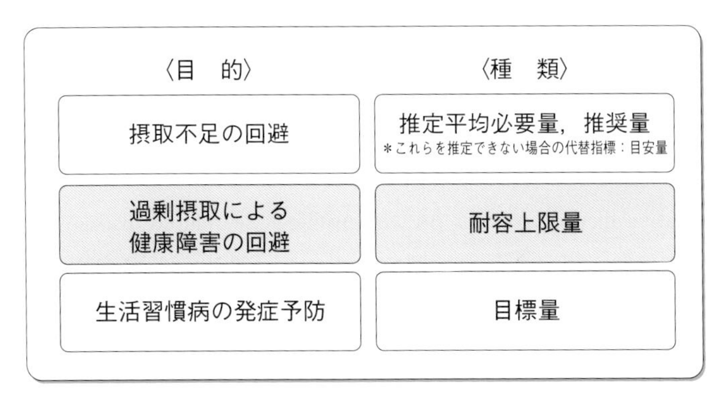


※十分な科学的根拠がある栄養素については，上記の指標とは別に，生活習慣病の重症化予防及びフレイル予防を目的とした量を設定。

**図6-2　栄養素の指標の目的と種類**

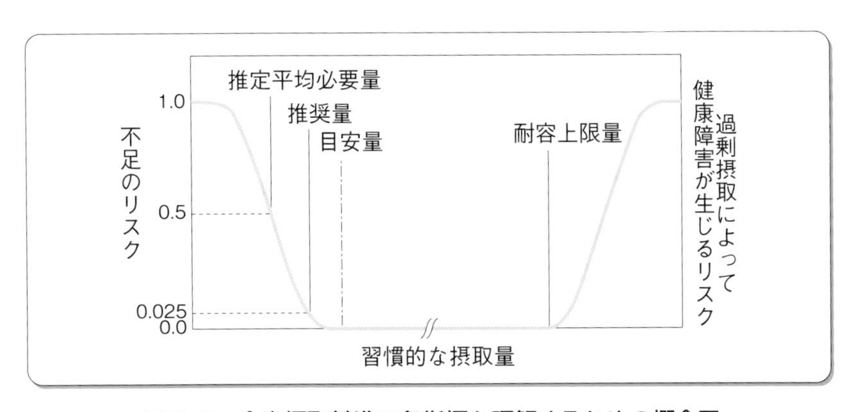


**図6-3　食事摂取基準の各指標を理解するための概念図**

注）　縦軸は，個人の場合は不足または過剰によって健康障害が生じる確率を，集団の場合は不足状態にある者または過剰によって健康障害を生じる者の割合を示す。

不足の確率が推定平均必要量では0.5（50%）あり，推奨量では0.02～0.03（中間値として0.025）（2～3%または2.5%）あることを示す。耐容上限量以上を摂取した場合には過剰摂取による健康障害が生じる潜在的なリスクが存在することを示す。そして，推奨量と耐容上限量との間の摂取量では，不足のリスク，過剰摂取による健康障害が生じるリスクともに0（ゼロ）に近いことを示す。目安量については，推定平均必要量ならびに推奨量と一定の関係を持たない。しかし，推奨量と目安量を同時に算定することが可能であれば，目安量は推奨量よりも大きい（図では右方）と考えられるため，参考として付記した。

目標量は，他の概念と方法によって決められるため，ここには図示できない。

的には，摂取不足の回避を目的とする3種類の指標（推定平均必要量，推奨量，目安量），過剰摂取による健康障害の回避を目的とする指標（耐容上限量），および生活習慣病の発症予防を目的とする指標（目標量）である。

**1）推定平均必要量**（estimated average requirement：EAR）　摂取不足の回避を目的として設定した。推定平均必要量は，半数の人が必要量を満たす量である。

**2）推奨量**（recommended dietary allowance：RDA）　推定平均必要量を補助する目的で設定した。推奨量はほとんどの人が充足している量である。

**3）目安量**（adequate intake：AI）　十分な科学的根拠が得られず，推定平均必要量と推奨量が設定できない場合に設定される指標であり，目安量以上を摂取している場合は不足のリスクはほとんどない。

**4）耐容上限量**（tolerable upper intake level：UL）　過剰摂取による健康障害を回避するための値である。これを超えて摂取すると過剰によって生じる潜在的な健康障害のリスクが高まると考える。

**5）目標量**（tentative dietary goal for preventing life-style related diseases：DG）　生活習慣病の発症予防を目的として算定された指標である。生活習慣病予防のために現在の日本人が当面の目標とすべき摂取量である。

〔食事摂取基準で策定された栄養素等〕

エネルギー，たんぱく質，脂質（脂質，飽和脂肪酸，n-6系脂肪酸，n-3系脂肪酸），炭水化物（炭水化物，食物繊維），脂溶性ビタミン（ビタミンA，ビタミンD，ビタミンE，ビタミンK），水溶性ビタミン（ビタミン$B_1$，ビタミン$B_2$，ナイアシン，ビタミン$B_6$，ビタミン$B_{12}$，葉酸，パントテン酸，ビオチン，ビタミンC），多量ミネラル（ナトリウム，カリウム，カルシウム，マグネシウム，リン），微量ミネラル（鉄，亜鉛，銅，マンガン，ヨウ素，セレン，クロム，モリブデン）

### （3）参照体位

食事摂取基準の策定に参照する体位（身長・体重）は，性・年齢に応じ，日本人として平均的な体位をもった人を想定し，健全な発育ならびに健康の保持・増進，生活習慣病の予防を考えるうえでの参照値として「参照体位（参照身長・参照体重）」が提示されている（表6-2）。

### （4）エネルギーの食事摂取基準

ここでは食事摂取基準値の代表として，エネルギーの摂取基準について説明する。なお，個別の栄養素の基準値については，参考文献を参照すること。

**1）エネルギー必要量**　生体が外界から摂取するエネルギーは，生命機能の維持や身体活動に利用され，その多くは最終的に熱として身体から放出される。このため，エネルギー摂取量，消費量および身体への蓄積量はいずれもそれぞれ等しい熱量として表示される。国際単位系におけるエネルギーの単位はジュール（J）であるが，栄養学ではカロリー（cal）が用いられることが多い。1kcal = 4.184（kJ）である。

エネルギー摂取量は，食品に含まれる脂質，たんぱく質，炭水化物のそれぞれについて，エネルギー換算係数（各成分1g当たりの利用エネルギー量）を用いて算定したものの和である。一方，エネルギー消費量は，基礎代謝によるもの，食後の熱産生によるもの，身体活動によるものの三つに分類される。身体活動はさらに，運動（体力向上を目的に意図的に行うもの），日常の生活活動，自発的活動（姿勢の保持や筋トーヌスの維持など）の三つに分けられる。

エネルギー収支バランスは，「エネルギー摂取量－エネルギー消費量」として定義される。成人においては，その結果が体重の変化と体格（BMI）であり，エネルギー摂取量がエネルギー消費量を上回る状態（正のエネルギー収支バランス）が続けば体重は増加し，エネルギー消費量がエネルギー摂取量を上回る状態（負のエネルギー収支バランス）では体重が減少する。したがって，健康の保持・増進，生活習慣病予防の観点からは，エネルギー摂取量が必要量を過不足なく充足するだけでは，不十分であり，望ましいBMIを維持するエネルギー摂取量（＝エネルギー消費量）であることが重要である。

**表6-2　参照体位（参照身長，参照体重）**[1]

| 性　別 | 男　性 | | 女　性[2] | |
|---|---|---|---|---|
| 年齢等 | 参照身長（cm） | 参照体重（kg） | 参照身長（cm） | 参照体重（kg） |
| 0～ 5（月） | 61.5 | 6.3 | 60.1 | 5.9 |
| 6～11（月） | 71.6 | 8.8 | 70.2 | 8.1 |
| 6～ 8（月） | 69.8 | 8.4 | 68.3 | 7.8 |
| 9～11（月） | 73.2 | 9.1 | 71.9 | 8.4 |
| 1～ 2（歳） | 85.8 | 11.5 | 84.6 | 11.0 |
| 3～ 5（歳） | 103.6 | 16.5 | 103.2 | 16.1 |
| 6～ 7（歳） | 119.5 | 22.2 | 118.3 | 21.9 |
| 8～ 9（歳） | 130.4 | 28.0 | 130.4 | 27.4 |
| 10～11（歳） | 142.0 | 35.6 | 144.0 | 36.3 |
| 12～14（歳） | 160.5 | 49.0 | 155.1 | 47.5 |
| 15～17（歳） | 170.1 | 59.7 | 157.7 | 51.9 |
| 18～29（歳） | 171.0 | 64.5 | 158.0 | 50.3 |
| 30～49（歳） | 171.0 | 68.1 | 158.0 | 53.0 |
| 50～64（歳） | 169.0 | 68.0 | 155.8 | 53.8 |
| 65～74（歳） | 165.2 | 65.0 | 152.0 | 52.1 |
| 75以上（歳） | 160.8 | 59.6 | 148.0 | 48.8 |

1：0～17歳は，日本小児内分泌学会・日本成長学会合同標準値委員会による小児の体格評価に用いる身長，体重の標準値を基に，年齢区分に応じて，当該月齢及び年齢区分の中央時点における中央値を引用した。ただし，公表数値が年齢区分と合致しない場合は，同様の方法で算出した値を用いた。18歳以上は，平成28年国民健康・栄養調査における当該の性及び年齢区分における身長・体重の中央値を用いた。
2：妊婦，授乳婦を除く。

高齢者では，咀嚼（そしゃく）能力の低下，消化・吸収率の低下，運動量の低下に伴う摂取量の減少などとともに，何らかの疾患を有すること，そして，これらは個人差の大きいことを考慮し，エネルギーのみでなく栄養素一般の必要量の評価について十分に注意を払うことが必要とされている。

**2）基礎代謝量**　基礎代謝量（kcal/日）とは，覚醒状態で必要な最小限のエネルギーである。早朝空腹時に快適な室内（室温など）において安静仰臥位・覚醒状態で測定される。体重1kg当たりの基礎代謝量の代表値が求められ，これを基礎代謝基準値と呼ぶ。基礎代謝基準値は，参照体位において推定値と実測値が一致するように設定されている（表6-3）。

**3）身体活動レベル**（physical activity level：PAL，表6-4）

身体活動レベル＝エネルギー消費量÷基礎代謝量

として求められる。身体活動量の目安であり，身体活動レベルの強度により「低い（Ⅰ）」「ふつう（Ⅱ）」「高い（Ⅲ）」に3分類されている。身体活動の強度を示す指標にはメッツ値（metabolic equivalent：座位安静時代謝量の倍数として表した各身体活動の強度の指標）と，Af（activity factor：基礎代謝量の倍数として表した各身体活動の強度の指標）がある。

また高齢者では，他の年代に比べて身体活動レベルが異なる可能性があるため，平均年齢75歳前後までの健康で自立した高齢者について身体活動レベルを測定した報告から，前期高齢者の身体活動レベルの代表値を1.70としている。小児における年齢と身体活動レベルで

**表6-3　参照体重における基礎代謝量**

| 性別 | 男性 | | | 女性 | | |
|---|---|---|---|---|---|---|
| 年齢 | 基礎代謝基準値 (kcal/kg体重/日) | 参照体重 (kg) | 基礎代謝量 (kcal/日) | 基礎代謝基準値 (kcal/kg体重/日) | 参照体重 (kg) | 基礎代謝量 (kcal/日) |
| 1～2（歳） | 61.0 | 11.5 | 700 | 59.7 | 11.0 | 660 |
| 3～5（歳） | 54.8 | 16.5 | 900 | 52.2 | 16.1 | 840 |
| 6～7（歳） | 44.3 | 22.2 | 980 | 41.9 | 21.9 | 920 |
| 8～9（歳） | 40.8 | 28.0 | 1,140 | 38.3 | 27.4 | 1,050 |
| 10～11（歳） | 37.4 | 35.6 | 1,330 | 34.8 | 36.3 | 1,260 |
| 12～14（歳） | 31.0 | 49.0 | 1,520 | 29.6 | 47.5 | 1,410 |
| 15～17（歳） | 27.0 | 59.7 | 1,610 | 25.3 | 51.9 | 1,310 |
| 18～29（歳） | 23.7 | 64.5 | 1,530 | 22.1 | 50.3 | 1,110 |
| 30～49（歳） | 22.5 | 68.1 | 1,530 | 21.9 | 53.0 | 1,160 |
| 50～64（歳） | 21.8 | 68.0 | 1,480 | 20.7 | 53.8 | 1,110 |
| 65～74（歳） | 21.6 | 65.0 | 1,400 | 20.7 | 52.1 | 1,080 |
| 75以上（歳） | 21.5 | 59.6 | 1,280 | 20.7 | 48.8 | 1,010 |

**表6-4　身体活動レベル別にみた活動内容と活動時間の代表例**

| 身体活動レベル[1] | 低い（Ⅰ） | ふつう（Ⅱ） | 高い（Ⅲ） |
|---|---|---|---|
| | 1.50<br>（1.40～1.60） | 1.75<br>（1.60～1.90） | 2.00<br>（1.90～2.20） |
| 日常生活の内容[2] | 生活の大部分が座位で，静的な活動が中心の場合 | 座位中心の仕事だが，職場内での移動や立位での作業・接客等，通勤・買い物での歩行，家事，軽いスポーツ，のいずれかを含む場合 | 移動や立位の多い仕事への従事者，あるいは，スポーツ等余暇における活発な運動習慣を持っている場合 |
| 中程度の強度（3.0～5.9メッツ）の身体活動の1日当たりの合計時間（時間/日） | 1.65 | 2.06 | 2.53 |
| 仕事での1日当たりの合計歩行時間（時間/日）[3] | 0.25 | 0.54 | 1.00 |

1：代表値。（　）内はおよその範囲。
2：Black, *et al.*（1996），Ishikawa-Tanaka, *et al.*（2008）を参考に，身体活動レベル（PAL）に及ぼす仕事時間中の労作の影響が大きいことを考慮して作成。
3：Ishikawa-Tanaka, *et al.*（2011）による。

は，年齢とともに増加するとした報告を受け，代表値を決定している（表6-5）。

### （5）推定エネルギー必要量（表6-6）

成人（18歳以上）では，以下の式で算出された。

推定エネルギー必要量（kcal/日）＝基礎代謝量（kcal/日）×身体活動レベル

成長期である小児（1～17歳）では，身体活動に必要なエネルギーに加えて，組織合成に要するエネルギーと組織増加分のエネルギー（エネルギー蓄積量）を余分に摂取する必要がある（表6-7）。そのうち，組織の合成に消費されるエネルギーは総エネルギー消費量に含まれるため，推定エネルギー必要量（kcal/日）は，以下の式で算出できる。

推定エネルギー必要量（kcal/日）＝基礎代謝量（kcal/日）×身体活動レベル
＋エネルギー蓄積量（kcal/日）

### 表6-5　年齢階級別にみた身体活動レベルの群分け（男女共通）

| 身体活動レベル | レベルⅠ（低い） | レベルⅡ（ふつう） | レベルⅢ（高い） |
|---|---|---|---|
| 1～ 2（歳） | — | 1.35 | — |
| 3～ 5（歳） | — | 1.45 | — |
| 6～ 7（歳） | 1.35 | 1.55 | 1.75 |
| 8～ 9（歳） | 1.40 | 1.60 | 1.80 |
| 10～11（歳） | 1.45 | 1.65 | 1.85 |
| 12～14（歳） | 1.50 | 1.70 | 1.90 |
| 15～17（歳） | 1.55 | 1.75 | 1.95 |
| 18～29（歳） | 1.50 | 1.75 | 2.00 |
| 30～49（歳） | 1.50 | 1.75 | 2.00 |
| 30～49（歳） | 1.50 | 1.75 | 2.00 |
| 50～64（歳） | 1.50 | 1.75 | 2.00 |
| 65～74（歳） | 1.45 | 1.70 | 1.95 |
| 75以上（歳） | 1.40 | 1.65 | — |

### 表6-6　エネルギーの食事摂取基準：参考表　推定エネルギー必要量（kcal/日）

| 性　別 | 男　性 | | | 女　性 | | |
|---|---|---|---|---|---|---|
| 身体活動レベル[1] | Ⅰ | Ⅱ | Ⅲ | Ⅰ | Ⅱ | Ⅲ |
| 0～ 5（月） | — | 550 | — | — | 500 | — |
| 6～ 8（月） | — | 650 | — | — | 600 | — |
| 9～11（月） | — | 700 | — | — | 650 | — |
| 1～ 2（歳） | — | 950 | — | — | 900 | — |
| 3～ 5（歳） | — | 1,300 | — | — | 1,250 | — |
| 6～ 7（歳） | 1,350 | 1,550 | 1,750 | 1,250 | 1,450 | 1,650 |
| 8～ 9（歳） | 1,600 | 1,850 | 2,100 | 1,500 | 1,700 | 1,900 |
| 10～11（歳） | 1,950 | 2,250 | 2,500 | 1,850 | 2,100 | 2,350 |
| 12～14（歳） | 2,300 | 2,600 | 2,900 | 2,150 | 2,400 | 2,700 |
| 15～17（歳） | 2,500 | 2,800 | 3,150 | 2,050 | 2,300 | 2,550 |
| 18～29（歳） | 2,300 | 2,650 | 3,050 | 1,700 | 2,000 | 2,300 |
| 30～49（歳） | 2,300 | 2,700 | 3,050 | 1,750 | 2,050 | 2,350 |
| 50～64（歳） | 2,200 | 2,600 | 2,950 | 1,650 | 1,950 | 2,250 |
| 65～74（歳） | 2,050 | 2,400 | 2,750 | 1,550 | 1,850 | 2,100 |
| 75以上（歳）[2] | 1,800 | 2,100 | — | 1,400 | 1,650 | — |
| 妊婦（付加量）[3] 初期 | | | | ＋50 | ＋50 | ＋50 |
| 中期 | | | | ＋250 | ＋250 | ＋250 |
| 後期 | | | | ＋450 | ＋450 | ＋450 |
| 授乳婦（付加量） | | | | ＋350 | ＋350 | ＋350 |

1：身体活動レベルは，低い，ふつう，高いの三つのレベルとして，それぞれⅠ，Ⅱ，Ⅲで示した。
2：レベルⅡは自立している者，レベルⅠは自宅にいてほとんど外出しない者に相当する。レベルⅠは高齢者施設で自立に近い状態で過ごしている者にも適用できる値である。
3：妊婦個々の体格や妊娠中の体重増加量及び胎児の発育状況の評価を行うことが必要である。
注1：活用に当たっては，食事摂取状況のアセスメント，体重及びBMIの把握を行い，エネルギーの過不足は，体重の変化又はBMIを用いて評価すること。
注2：身体活動レベルⅠの場合，少ないエネルギー消費量に見合った少ないエネルギー摂取量を維持することになるため，健康の保持・増進の観点からは，身体活動量を増加させる必要がある。

表6-7　成長に伴う組織増加分のエネルギー（エネルギー蓄積量）

| 性　別 | 男　性 | | | | 女　性 | | | |
|---|---|---|---|---|---|---|---|---|
| 年　齢 | A. 参照体重 (kg) | B. 体重増加量 (kg/年) | 組織増加分 C. エネルギー密度 (kcal/g) | 組織増加分 D. エネルギー蓄積量 (kcal/日) | A. 参照体重 (kg) | B. 体重増加量 (kg/年) | 組織増加分 C. エネルギー密度 (kcal/g) | 組織増加分 D. エネルギー蓄積量 (kcal/日) |
| 0～ 5（月） | 6.3 | 9.4 | 4.4 | 115 | 5.9 | 8.4 | 5.0 | 115 |
| 6～ 8（月） | 8.4 | 4.2 | 1.5 | 15 | 7.8 | 3.7 | 1.8 | 20 |
| 9～11（月） | 9.1 | 2.5 | 2.7 | 20 | 8.4 | 2.4 | 2.3 | 15 |
| 1～ 2（歳） | 11.5 | 2.1 | 3.5 | 20 | 11.0 | 2.2 | 2.4 | 15 |
| 3～ 5（歳） | 16.5 | 2.1 | 1.5 | 10 | 16.1 | 2.2 | 2.0 | 10 |
| 6～ 7（歳） | 22.2 | 2.6 | 2.1 | 15 | 21.9 | 2.5 | 2.8 | 20 |
| 8～ 9（歳） | 28.0 | 3.4 | 2.5 | 25 | 27.4 | 3.6 | 3.2 | 30 |
| 10～11（歳） | 35.6 | 4.6 | 3.0 | 40 | 36.3 | 4.5 | 2.6 | 30 |
| 12～14（歳） | 49.0 | 4.5 | 1.5 | 20 | 47.5 | 3.0 | 3.0 | 25 |
| 15～17（歳） | 59.7 | 2.0 | 1.9 | 10 | 51.9 | 0.6 | 4.7 | 10 |

妊婦では正常な分娩をするために妊娠前と比べて余分に摂取すべきと考えられるエネルギー量を，授乳婦では母乳に必要なエネルギーおよび産後の体重変化に相当するエネルギーが付加量として示されている。なお，妊婦，授乳婦については，推定平均必要量，推奨量の設定が可能な栄養素については，付加量を示し，目安量の設定に留まる栄養素については，原則として，胎児の発育に問題ないと想定される日本人妊婦や授乳婦の摂取量の中央値が用いられ，これらの値が明らかでない場合には，非妊娠時，非授乳時の値を目安量として示している。

注意：食事として経口摂取される通常の食品に含まれるエネルギーと栄養素を対象とする。耐容上限量については，いわゆる健康食品やサプリメント（以下「通常の食品以外の食品」という。）由来のエネルギーと栄養素も含むものとする。耐容上限量以外の指標については，通常の食品からの摂取を基本とするが，通常の食品のみでは必要量を満たすことが困難なものとして，胎児の神経管閉鎖障害のリスク低減のために，妊娠を計画している女性，妊娠の可能性がある女性及び妊娠初期の女性に付加する葉酸に限り，通常の食品以外の食品に含まれる葉酸の摂取について提示されている。

# 2. 食事バランスガイド

食事バランスガイドは，「食生活指針」(2000（平成12）年3月文部省，厚生省，農林水産省策定）を具体的な行動に結びつけるものとして，厚生労働省と農林水産省の共同により2005（平成17）年6月に策定された（図6-4）。前項食事摂取基準が栄養士など専門家用とするならば，食事バランスガイドは，一般人対象のガイドツールということができる。

## 2.1　食事バランスガイドの目的

食事バランスガイドは，1日に「何を」「どれだけ」食べたらいいのかを，コマの形と料理のイラストで表現したものである。コマのイラストと実際の食事を見比べることで，何を

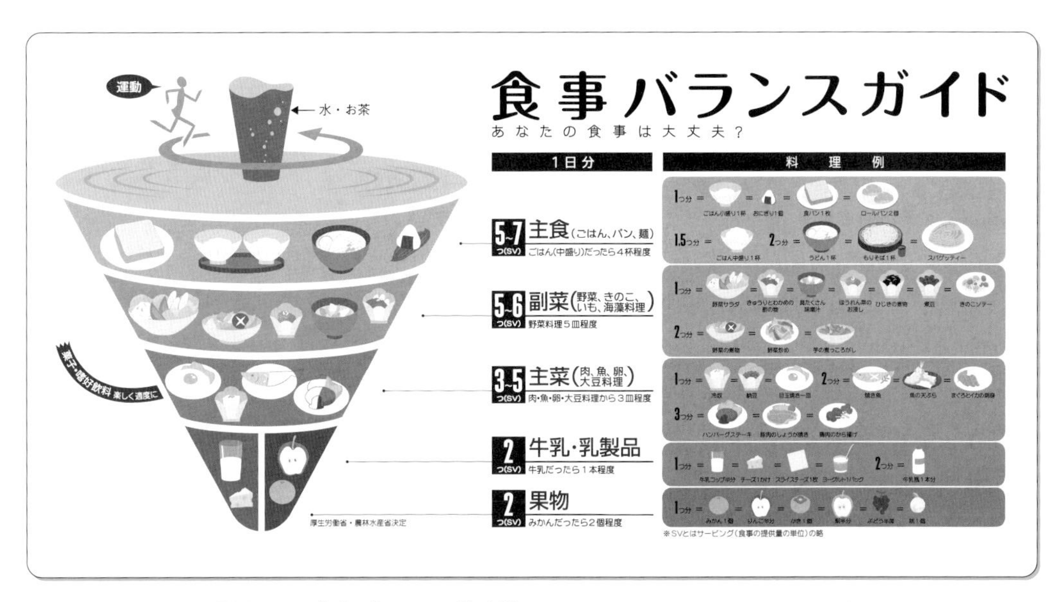


**図6-4　食事バランスガイド**（厚生労働省・農林水産省策定，2005）

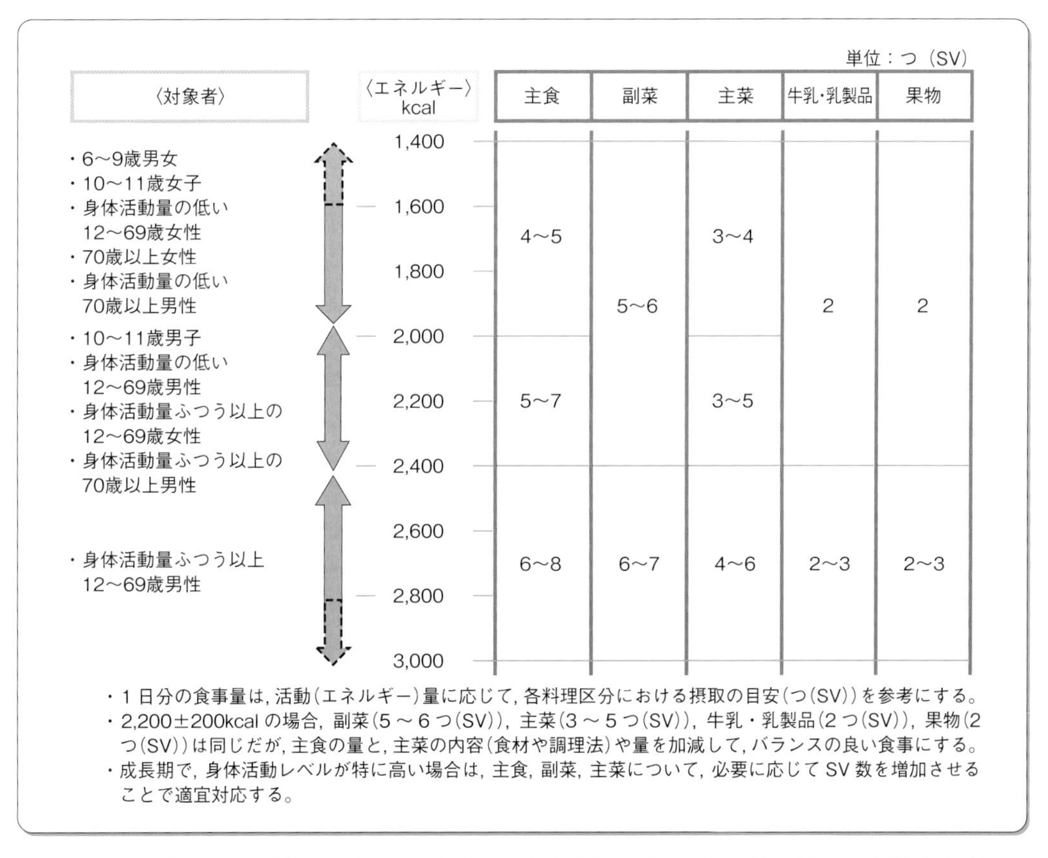

単位：つ（SV）

| 〈対象者〉 | 〈エネルギー〉kcal | 主食 | 副菜 | 主菜 | 牛乳・乳製品 | 果物 |
|---|---|---|---|---|---|---|
| ・6～9歳男女<br>・10～11歳女子<br>・身体活動量の低い12～69歳女性<br>・70歳以上女性<br>・身体活動量の低い70歳以上男性 | 1,400～2,000 | 4～5 | 5～6 | 3～4 | 2 | 2 |
| ・10～11歳男子<br>・身体活動量の低い12～69歳男性<br>・身体活動量ふつう以上の12～69歳女性<br>・身体活動量ふつう以上の70歳以上男性 | 2,000～2,400 | 5～7 | 5～6 | 3～5 | 2 | 2 |
| ・身体活動量ふつう以上12～69歳男性 | 2,400～3,000 | 6～8 | 6～7 | 4～6 | 2～3 | 2～3 |

・1日分の食事量は，活動（エネルギー）量に応じて，各料理区分における摂取の目安（つ（SV））を参考にする。
・2,200±200kcal の場合，副菜（5～6つ（SV）），主菜（3～5つ（SV）），牛乳・乳製品（2つ（SV）），果物（2つ（SV））は同じだが，主食の量と，主菜の内容（食材や調理法）や量を加減して，バランスの良い食事にする。
・成長期で，身体活動レベルが特に高い場合は，主食，副菜，主菜について，必要に応じてSV数を増加させることで適宜対応する。

**図6-5　食事摂取基準（2010年版）による対象者特性別，料理区分における摂取の目安**

注）油脂・調味料については，基本的に料理に使用されているものであることから，イラストとして表現していない。料理を選ぶ際に，調理法などを含めてエネルギー，脂質，食塩の表示を併せてチェックすることが大切である。
（厚生労働省：「日本人の食事摂取基準」活用検討会報告書，2010）

どう組み合わせて食べたらバランスが良くなるかを示している。また，コマの量を調節し，年齢・性別・身体活動量に合った1日に必要な料理の量を知ることもできる。栄養素別や食材別ではなく料理で示すことで，簡易に日々の食事をチェックできることを特徴としている。

### 2.2　食事バランスガイドの身体活動レベル（表6-8）

身体活動レベルは，日常生活や運動などの活動量に応じて三つの段階に分けられ，通常の生活では，ほとんどの人が「低い」もしくは「ふつう」に該当する。食事バランスガイドでは，身体活動レベル「ふつう」「高い」に該当する人を「ふつう以上」とし，身体活動レベルが「高い」人は，その内容や時間に応じて適宜調整が必要となる。

**表6-8　身体活動レベル**

| | |
|---|---|
| 高　い | 立ち仕事や移動が多い仕事，または活発な運動習慣をもっている人 |
| ふつう | 座り仕事が中心だが，軽い運動や散歩などをする人 |
| 低　い | 1日のうち，座っていることがほとんどの人 |

### 2.3　1日の食事量の目安と「つ（SV)」

食事バランスガイドでは，1日分の食事量を表現するため，活動で消費するエネルギー量に応じて，各料理区分における摂取の目安を「つ（SV)」(serving）を単位として用いている。つまり，1日に「何を」「どれだけ」食べたら良いのかのおおよその目安を示している。料理区分と「つ（SV)」は，図6-5に示す。性別・年齢・活動レベル別にみて適正量を判断する。

### 2.4　食生活指針の改定

策定から16年が経過し，2005（平成17）年に食育基本法の制定，2013（平成25）年には「健康日本21（第二次)」の開始，「和食；日本人の伝統的な食文化」がユネスコ無形文化遺産に登録された。食生活に関するこれらの幅広い分野での動きを踏まえて，2016（平成28）年には食育基本法に基づき「第3次食育推進基本計画」が作成された。これらを踏まえ，同年，食生活指針の改定が行われた（表6-9)。表6-9にはない詳細項目として，特に若年女性のやせや高齢者の低栄養に対する注意が新たに加えられている。なお，食生活指針は，一人ひとりの健康増進，生活の質の向上，食料の安定供給の確保などを図ることを目的として，2000（平成12）年に当時の文部省，厚生省，農林水産省が策定した。

## 3．健康づくりのための身体活動基準

生活習慣病を予防するための身体活動量・運動量および体力の基準値が「健康づくりのための運動基準2006―身体活動・運動・体力―」(運動基準）において示された。この運動基準に基づき，安全で有効な運動を広く国民に普及することを目的として，「健康づくりのための運動指針2006〈エクササイズガイド2006〉」(運動指針）が策定された。その後，健康日本21（第二次）を推進するため，2013（平成25）年に改定として「健康づくりのための身体

表6-9　食生活指針

| 食事を楽しみましょう。 |
|---|
| 1日の食事のリズムから，健やかな生活リズムを。 |
| 適度な運動とバランスのよい食事で，適正体重の維持を。 |
| 主食，主菜，副菜を基本に，食事のバランスを。 |
| ごはんなどの穀類をしっかりと。 |
| 野菜・果物，牛乳・乳製品，豆類，魚なども組み合わせて。 |
| 食塩は控えめに，脂肪は質と量を考えて。 |
| 日本の食文化や地域の産物を活かし，郷土の味の継承を。 |
| 食料資源を大切に，無駄や廃棄の少ない食生活を。 |
| 「食」に関する理解を深め，食生活を見直してみましょう。 |

（文部省・厚生省・農林水産省決定，2000．2016一部改定）

活動基準2013」「健康づくりのための身体活動指針（アクティブガイド）」が示された。この身体活動基準・身体活動指針では，利用者の視点に立って旧基準（2006）を見直し，普及啓発を強化することを重視した。さらに，運動のみならず，生活活動も含めた「身体活動」全体に着目することの重要性が国内外で高まっていることを踏まえ，名称を「運動基準」から「身体活動基準」と変更することとされた。

## 3.1　健康づくりにおける身体活動の意義

身体活動（physical activity）とは，安静にしている状態よりも多くのエネルギーを消費する全ての動作を指す。それは，日常生活における労働，家事，通勤・通学等の「生活活動」と，体力（スポーツ競技に関連する体力と健康に関連する体力を含む）の維持・向上を目的とし，計画的・継続的に実施される「運動」の二つに分けられる。

日常の身体活動量を増やすことで，メタボリックシンドロームを含めた循環器疾患・糖尿病・がんといった生活習慣病の発症およびこれらを原因として死亡に至るリスクや加齢に伴う生活機能低下（ロコモティブシンドロームおよび認知症等）をきたすリスク（以下「生活習慣病等および生活機能低下のリスク」という）を下げることができる。加えて運動習慣をもつことで，これらの疾病等に対する予防効果をさらに高めることが期待できる。特に，高齢者においては，積極的に体を動かすことで生活機能低下のリスクを低減させ，自立した生活をより長く送ることが期待できる。一方で，身体活動不足は，肥満や生活習慣病発症の危険因子であり，高齢者の自立度低下や虚弱（フレイル）の危険因子になる。さらに高齢化が進展する日本において，総合的な健康増進の観点から身体活動を推奨する重要性は非常に高い。

## 3.2　健康づくりのための身体活動基準2013

「健康づくりのための身体活動基準2013」は，広く普及し，さまざまな地域や職場で活用されることを通じて，「健康日本21（第二次）」を推進することをめざすものである。「健康日本21（第二次）」における身体活動（生活活動・運動）に関する目標項目としては，「日常生活における歩数の増加（1,200～1,500歩の増加）」，「運動習慣者の割合の増加（約10%増加）」，「住民が運動しやすいまちづくり・環境整備に取り組む自治体数の増加（47都道府県とする）」の3点となっている。また，身体活動に関連する目標項目としては，「ロコモティブシンドローム（運動器症候群）を認知している国民の割合の増加（80%）」があげられている。

### （1）身体活動・運動

この運動指針においては，身体活動，運動，生活活動を以下のとおりに定義されている。

① 身体活動：安静にしている状態より多くのエネルギーを消費するすべての動きのこと。

② 運　動：身体活動のうち，体力の維持・向上を目的として計画的・意図的に実施するもの。

③ 生活活動：身体活動のうち，運動以外のものをいい，職業活動上のものを含む。

身体活動の強さと量を表す単位として，身体活動の強さについては「メッツ」を用い，身体活動の量については「メッツ・時」を用い，これを「エクササイズ」と呼ぶ。

④ メッツ（強さの単位）：身体活動の強さを，安静時の何倍に相当するかで表す単位で，座って安静にしている状態が1メッツ，普通歩行が3メッツに相当する。

⑤ エクササイズ（Ex）（＝メッツ・時）（量の単位）：身体活動の量を表す単位で，身体活動の強度（メッツ）に身体活動の実施時間（時）をかけたものである。より強い身体活動ほど短い時間で1エクササイズとなる。

（例）3メッツの身体活動を1時間行った場合：3メッツ×1時間＝3エクササイズ（メッツ・時）
　　6メッツの身体活動を30分行った場合：6メッツ×1/2時間＝3エクササイズ（メッツ・時）

〔参考：1エクササイズの身体活動量に相当するエネルギー消費量〕

簡易換算式：エネルギー消費量（kcal）※＝1.05×エクササイズ（メッツ・時）×体重（kg）

| 体重 | 40 kg | 50 kg | 60 kg | 70 kg | 80 kg | 90 kg |
|---|---|---|---|---|---|---|
| エネルギー消費量 | 42 kcal | 53 kcal | 63 kcal | 74 kcal | 84 kcal | 95 kcal |

※安静時のエネルギー消費量も含めた総エネルギー消費量。

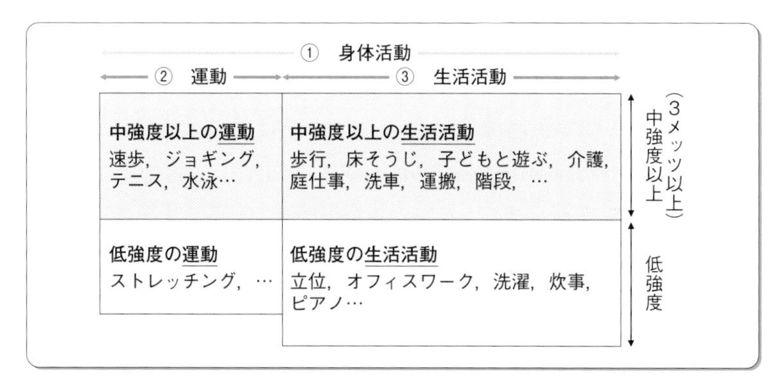


図6-6　身体活動・運動・生活活動
（厚生労働省：健康づくりのための運動指針2006）

表6-10　ライフステージに応じた健康づくりのための身体活動（生活活動・運動）

| 血糖・血圧・脂質に関する状況 | | 身体活動（生活活動・運動）[1] | | 運　動 | | 体　力（うち全身持久力） |
|---|---|---|---|---|---|---|
| 健診結果が基準範囲内 | 65歳以上 | 強度を問わず，身体活動を毎日40分（＝10メッツ・時／週） | 今より少しでも増やす（例えば10分多く歩く）[4] | ― | 運動習慣をもつようにする（30分以上・週2日以上）[4] | ― |
| | 18〜64歳 | 3メッツ以上の強度の身体活動[2]を毎日60分（＝23メッツ・時／週） | | 3メッツ以上の強度の運動[3]を毎週60分（＝4メッツ・時／週） | | 性・年代別に示した強度での運動を約3分間継続可能 |
| | 18歳未満 | ― | | ― | | ― |
| 血糖・血圧・脂質のいずれかが保健指導レベルの者 | | 医療機関にかかっておらず，「身体活動のリスクに関するスクリーニングシート」でリスクがないことを確認できれば，対象者が運動開始前・実施中に自ら体調確認ができるよう支援した上で，保健指導の一環としての運動指導を積極的に行う。 | | | | |
| リスク重複者又はすぐ受診を要する者 | | 生活習慣病患者が積極的に運動をする際には，安全面での配慮がより特に重要になるので，まずかかりつけの医師に相談する。 | | | | |

1：「身体活動」は，「生活活動」と「運動」に分けられる。このうち，生活活動とは，日常生活における労働，家事，通勤・通学などの身体活動を指す。また，運動とは，スポーツ等の，特に体力の維持・向上を目的として計画的・意図的に実施し，継続性のある身体活動を指す。
2：「3メッツ以上の強度の身体活動」とは，歩行又はそれと同等以上の身体活動。
3：「3メッツ以上の強度の運動」とは，息が弾み汗をかく程度の運動。
4：年齢別の基準とは別に，世代共通の方向性として示したもの。
（厚生労働省：健康づくりのための身体活動基準2013）

### （2）個人の健康づくりのための身体活動基準

将来，生活習慣病等を発症するリスクを低減させるために，個人にとって達成することが望ましい身体活動の基準は表6－10のとおりである。

### （3）全年齢層における身体活動（生活活動・運動）の考え方

身体活動（生活活動・運動）の中でも歩数は，多くの国民にとって日常的に測定・評価できる身体活動量の客観的指標であること，また，歩数の増加を健康日本21（第二次）の目標項目として設定していること等を踏まえ，現在の身体活動量を，少しでも増やす。例えば，今より毎日10分ずつ長く歩くようにする。「健康づくりのための身体活動指針（アクティブガイド）」では，「プラス10（プラステン）」がキーワードとして用いられている。

## 4．健康づくりのための睡眠指針2014

「健康日本21（第二次）」の健康指針の一つに「休養・こころの健康づくり」が示されている。

睡眠は，休養・こころの健康づくりの中心課題として2003（平成15）年に，「健康づくりのための睡眠指針～快適な睡眠のための7箇条～」が作られた。その後，2014（平成26）年に，睡眠に関する科学的根拠を踏まえ，「健康づくりのための睡眠指針2014～睡眠12箇条～」に改定された。良い睡眠のための生活習慣・環境や睡眠不足・睡眠障害の予防などについて，睡眠12箇条にまとめられている（表6－11）。

**表6-11　健康づくりのための睡眠指針2014～睡眠12箇条～**

| |
|---|
| 第1条　良い睡眠で，からだもこころも健康に。 |
| 第2条　適度な運動，しっかり朝食，ねむりとめざめのメリハリを。 |
| 第3条　良い睡眠は，生活習慣病予防につながります。 |
| 第4条　睡眠による休養感は，こころの健康に重要です。 |
| 第5条　年齢や季節に応じて，ひるまの眠気で困らない程度の睡眠を。 |
| 第6条　良い睡眠のためには，環境づくりも重要です。 |
| 第7条　若年世代は夜更かし避けて，体内時計のリズムを保つ。 |
| 第8条　勤労世代の疲労回復・能率アップに，毎日十分な睡眠を。 |
| 第9条　熟年世代は朝晩メリハリ，ひるまに適度な運動で良い睡眠。 |
| 第10条　眠くなってから寝床に入り，起きる時刻は遅らせない。 |
| 第11条　いつもと違う睡眠には，要注意。 |
| 第12条　眠れない，その苦しみをかかえずに，専門家に相談を。 |

（厚生労働省，2014）


### ■参考文献

・伊藤貞嘉，佐々木敏監修：日本人の食事摂取基準（2020年版），第一出版（2020）
・菱田明，佐々木敏監修：日本人の食事摂取基準（2015年版），第一出版（2014）
・厚生労働省・農林水産省：食事バランスガイド，第一出版（2005）
・運動所要量・運動指針の策定検討会：健康づくりのための運動指針2006 ～生活習慣病予防のために～〈エクササイズガイド2006〉，厚生労働省（2006）
・内閣府：食育基本法と食育推進基本計画（2007）
http：//www8.cao.go.jp/syokuiku/about/plan/pdf/2kihonkeikaku.pdf
・厚生労働省：健康づくりのための身体活動基準2013（概要）（2013）
・文部科学省・厚生労働省・農林水産省：食生活指針（文部省決定，厚生省決定，農林水産省決定　平成28年6月一部改正）
https：//www.mhlw.go.jp/file/06-Seisakujouhou-10900000-Kenkoukyoku/0000129379.pdf
・厚生労働省：健康日本21計画の策定（2000）
http：//www.kenkounippon21.gr.jp/kenkounippon21/about/intro/index_menu1.html
・厚生労働省健康局：健康づくりのための睡眠指針2014（2014）

# 第7章 ライフステージと栄養

ヒトは，食品から栄養を補給しており，食べなければ生命活動を営むことはできない。加えて，ライフサイクルの経過とともに，成長，発達，老化と生体には身体的・精神的な変化が生じる。「胎児」の栄養状態が生涯を通じた身体に及ぼす影響が大きいことや「幼児期」に求められる規則正しい食習慣の定着，「思春期」における二次性徴と著しい発育発達が及ぼす生体への影響，特に「成長期」と呼ばれる時期には，各栄養素の需要は高くなる。

また，「成人期」では成長率は低下し，不適切な生活習慣による生活習慣病の増加の問題が指摘されている。「高齢期」になると，退化性変化を示す老化現象がみられ，老化による疾患の増加やそれまでの生活習慣，生活環境によっても異なるが，複数の疾患発症や免疫機能の個人差が大きくなるなど，それまでとは異なる問題があらわれる。

生に始まり死に至るまでの生理現象と，それぞれの特定した時期に重要となる栄養について考え，自らの生活習慣に生かすことが大切である。

## 1. 女性の性周期（月経周期）

女性が，生殖周期である妊娠，分娩，産褥（さんじょく），授乳の期間を送るには，性周期を知ることが重要である。女性の内性器は，卵巣，卵管，子宮，膣からなり，卵巣が卵子を放出し，性ホルモンが分泌される。性成熟期の女性では，おおむね1か月に1回の頻度で月経が起こる。性周期は，月経血が流出した第1日目から数え，次の月経時までを1月経周期と呼ぶ。正常月経周期は，多少の長短はあるが，25～35日でみられ，この周期性とともに体温にも周期的な変化が生じる。これを基礎体温と呼ぶ。

性周期は，卵巣から分泌される卵胞ホルモン（エストロゲン）と黄体ホルモン（プロゲステロン）によって，子宮内膜が変化し起こる。月経期第1日目から約2週間の排卵日までは，基礎体温の低温相が続き，排卵後に高温相となる。

妊娠の成立は，卵巣から排卵された卵子が卵管内で精子と受精したのち，子宮腔内で着床した時点を指す。

## 2. 妊娠（胎児期）・授乳期の栄養

### 2.1 胎児の発育

妊娠期間は，最終月経時の初日を0日とした280日（妊娠40週0日）である。280日の10分の1を1か月として扱う。子宮腔内で着床した受精卵は細胞分裂をし，細胞数が増えると約

7週で胎芽となる。妊娠8週を過ぎるころ人間らしい形となり，胎児と呼ばれる。

胎児は，出産されるまでの栄養供給は母体から得て発育するため，母体の栄養補給は，胎児の順調な発育にとって非常に重要となる。胎児もしくは母体に何らかの障害がみられる場合は，子宮内での胎児の発育が停滞し，妊娠期間に比べて体重が軽い子宮内胎児発育遅延（intrauterine growth retardation：IUGR）を呈することもあり，IUGR児は，乳児死亡率が高く，成人したあとも循環器疾患，高血圧，糖尿病を発症するリスクが高いなどの問題をかかえやすくなる。特に母体の喫煙や過度の飲酒は，胎児の奇形やIUGRを引き起こす原因になると考えられているため，禁煙・禁酒が奨励されている。

## 2.2　母体の体格と新生児

近年，若年女性の食生活の偏りや低体重者（やせ）の増加など，健康上の問題が多くなっている。低体重（やせ）は，エネルギー出納のマイナス状態に起因するため，エネルギーや栄養素の摂取不足が懸念される。特に妊娠前体重が基準に達しない女性は，正常体重で受胎した女性より骨盤の重量が軽く，低出生体重児および未熟児出産のリスクが高いといわれている。身長の低い母親の子どもには，妊娠前体重が十分にあることが重要である[1)]。逆に，母体が肥満している場合は，妊娠糖尿病や妊娠高血圧症候群（妊娠中毒症）の発症や，巨大児，帝王切開分娩のリスクが高くなるため，母体の体重維持は胎児の発育にとって大切となる。

## 2.3　母体の望ましい体重増加量

正常満期産児では，3～4 kgで出産される。胎児，羊水，胎盤，増大した子宮や乳腺組織の総重量が約6.5 kgとなり，母体の血液量の増加や脂肪の蓄積を含めると，ふつうの体格で7～12 kgが望ましい増加量と示されている。特に妊娠中期は体重増加が著しくなるため，1週間の推奨体重増加量は0.3～0.5 kgと示されている。

## 2.4　妊娠期の栄養

妊娠期の食事摂取基準について，エネルギー量は第6章（表6-6）に示している。母子の健康な食習慣を保持するために，厚生労働省では，「妊産婦のための食生活指針」が提示されている。加えて，その他の留意する栄養素として，次の2点があげられている。

### （1）ビタミンA

ビタミンAは胎児の発達に不可欠な栄養素であり，母体から胎盤を経由して胎児に供給される。そのため，母体から胎児へのビタミンAの移行蓄積量を付加する必要がある。「日本人の食事摂取基準（2020年版）」では，妊娠初期・中期は＋0 μgRAE/日，後期に＋80 μgRAE/日を付加するよう推奨している。

### （2）葉　　酸

葉酸は，妊娠期には平時の2倍近い摂取が推奨されている。葉酸の摂取不足によって，二分脊椎などの神経管閉鎖障害のリスク増加が懸念されている。葉酸は，緑黄色野菜（ほうれんそう，にんじんなど），大豆，果物（いちご，オレンジなど）に多く含まれており，意識的な摂取が望まれる。厚生省（現，厚生労働省）では，2000年に神経管閉鎖障害の発症リスクを低減させるため，受胎前後に葉酸を十分に摂取することが勧められた。また，各個人の食生活によって葉酸摂取が困難な場合は，食品からの葉酸摂取に加えて栄養補助食品から1日0.4 mgの葉酸を摂取すれば神経管閉鎖障害の発症リスクの低減が期待できると情報提供している。ただし，いわゆる栄養補助食品はその簡便性から過剰摂取になりやすいこと，高用量の摂取は，ビタミン$B_{12}$欠乏の診断を困難にするため，医師の管理下にある場合を除き，葉酸摂取は1日当たり1 mgを超えるべきではないことを必ずあわせて情報提供することになっている[2)]。

## 2.5　妊娠期の病気

妊娠期には，妊娠による体重増加による影響や特有のつわり，悪阻（おそ）などの症状や複数の疾患がみられる場合がある。

### （1）つわりと悪阻

妊娠初期（第5～6週ころ）から，つわり症状（食欲不振，吐き気，嘔吐）があらわれるが，ほとんどの場合は妊娠週数が進むにつれて消失する。しかし，重症化すると妊娠悪阻といわれる脱水症状や栄養障害，重篤な意識障害をきたすこともある。つわり中は，水分補給と消化の良い食べやすいもので栄養補給を行うと良い。

### （2）貧　血

妊娠中期・後期には，胎児や胎盤の成長に伴い体内の血液量が増すため，鉄の需要が高まる。貧血を予防するために，鉄の多い食品（吸収の良い鉄を多く含む魚の血合いや赤身肉など）と，鉄の吸収を高める栄養素（ビタミン$B_6$，ビタミンC，葉酸など）を含む食品の摂取に心がける。

### （3）妊娠高血圧症候群・子癇

妊娠20週以降から分娩後12週までに高血圧，または高血圧によるたんぱく尿がみられる場合を妊娠高血圧症候群という。また，けいれんを伴うものを子癇（しかん）という。妊娠高血圧症候群は，早産や低体重児の出産率が高くなり，周産期における母子の死因につながる。

### （4）妊娠糖尿病

糖尿病の疾患がある女性が妊娠する場合と，妊娠中のみ耐糖能が低下し，起こる場合がある。妊娠初期の高血糖は，奇形児出産や流産を起こしやすい。また妊娠後期では，巨大児の出産を招き，血糖コントロールが悪い場合は胎児死亡の例もみられる。

## 2.6　妊婦の喫煙と飲酒

喫煙している妊婦から生まれた乳児は，低出生体重児が約2倍多く，早産，自然流産，周産期死亡（妊娠28週以降の死産と，生後1週間以内の早期新生児死亡）の危険性が高くなる。女性の飲酒は肝障害になりやすく，不妊，自然流産，乳がんの危険が高まる。特に妊娠中の飲酒は，胎児性アルコール症候群をきたすことがある。妊婦・授乳中の喫煙や受動喫煙，飲酒は，胎児や乳児の発育，母乳の分泌に悪影響を与えるため，禁煙と禁酒が必要である。

# 3. 成長期の栄養

発育とは成長ともいわれるが，身体の形態面での成熟過程をいい，身体の外観や諸臓器・器官の大きさや形が成熟し整っていく過程をいう。発達は機能面を指し，諸臓器・器官の働きが成熟する過程をいう。

## 3.1 乳児期の栄養

### （1）乳児期の生理的特徴

出生後28日未満を新生児期といい，それ以後1歳未満を乳児期という。

乳児期は，ヒトの生涯で最も成長の著しい時期である。出生時の身長は約50 cm，体重は約3 kgであるが，満1歳では，身長は約75 cm，体重は約9 kgとなる。頭囲は，約33 cmが46 cmとなり，脳容積は数倍に成長する。

### （2）発育と成長曲線

乳児の発育については，乳幼児の年次推移を知る目的で，10年ごとに全国規模の乳幼児発育調査が実施され，その10～90パーセンタイルが基準値として用いられている（図7-1）。乳児期の発育状態を知る目安となる運動機能は，「首のすわり」が生後4～5か月未満，「ねがえり」生後6～7か月未満，「ひとりすわり」生後9～10か月未満，「はいはい」生

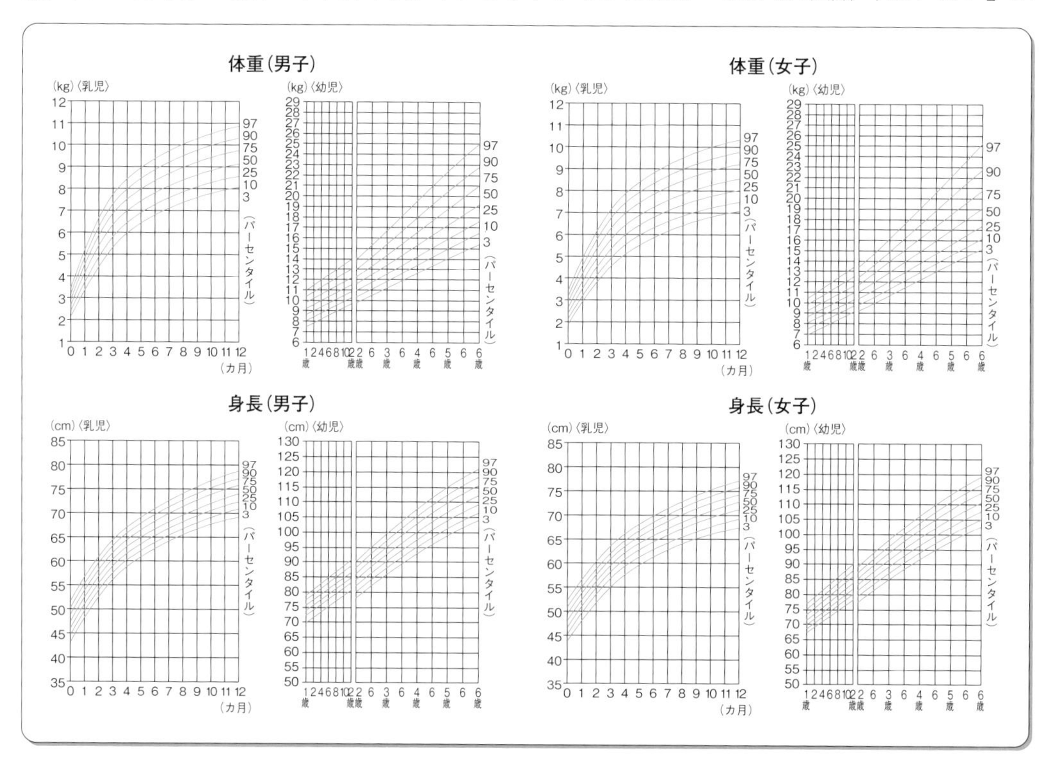


**図7-1　乳幼児の身体発育曲線**

（厚生労働省：平成22年乳幼児身体発育調査報告書，2010）

後9～10か月未満，「つかまり立ち」生後11～12か月未満に乳児の90％が運動可能（通過率90％）となる。しかし，2000（平成12）年の調査時に比べ，2010（平成22）年では，乳幼児の運動機能通過率・言語機能通過率は遅くなっている傾向もあり，加えて，乳児の成長には個人差が大きくなることも理解しておきたい[3)]。

### （3）乳児期の栄養補給

乳児期は著しい発育発達期であるため，栄養摂取の質と量が不適切な場合，順調な身体の発育発達と精神的発達に影響を与えるため，十分な注意が必要である。乳児は，出生直後から4～5か月ごろの乳汁による栄養補給から離乳食に移行し，1歳ごろには幼児食となる。

**1）母乳栄養**　乳児は母親の授乳によって栄養補給を行う。母乳による栄養補給は，生後12～24時間後に開始される。出産後3～5日までに分泌された乳汁を初乳といい，分娩後10日ほどで成乳となる。初乳から成乳への移行期間の乳は，移行乳という。

初乳は黄色味を呈した液体で，神経系の発達に必要なタウリンやラクトフェリン，免疫グロブリンなど免疫成分の濃度が高い。これらは，新生児の感染症防御機能にとって重要である。また，乳糖や脂質の濃度が低い特徴がある。

成乳は，白色でかすかな芳香があり，初乳に比べてさらっとし，粘性が低い。乳糖が多く，分泌量も増加し，栄養成分が充実した配分となる（表7-1）[4)]。

母乳の充実には，母親のバランスの良い栄養，心身の静養のための休養と睡眠が必要である。「日本人の食事摂取基準（2020年版）」では，妊婦のみならず授乳婦にも，エネルギー，たんぱく質，ビタミン，ミネラルの付加栄養量が示されている。

**表7-1　母乳，牛乳，調製粉乳の栄養成分（100 mL中）**

| | | エネルギー (kcal) | たんぱく質 (g) | 脂質 (g) | 炭水化物 (g) | 灰分 (g) | カルシウム (mg) | 鉄 (μg) | ナトリウム (mg) | カリウム (mg) |
|---|---|---|---|---|---|---|---|---|---|---|
| 母乳[1] | 初乳（出産後3～5日） | 65.7 | 2.1 | 3.2 | 5.2 | 0.31 | 29.4 | 45.1 | 33.7 | 73.8 |
| | 移行乳（出産後6～10日） | 66.6 | 1.9 | 3.4 | 5.4 | 0.32 | 30.1 | 42 | 27.5 | 73.3 |
| | 成乳（出産後11～240日） | 65.7 | 1.1 | 3.6 | 6.2 | 0.22 | 26 | 25.3 | 12.6 | 47.7 |
| 調製粉乳[2] | | 66.3 | 1.6 | 3.5 | 7.3 | 0.3 | 48.1 | 0.8 mg | 18.2 | 65 |
| 普通牛乳[2] | | 61 | 3.3 | 3.8 | 4.8 | 0.7 | 110 | 0.02 mg | 41 | 150 |

1：井戸田正ほか：最近の日本人人乳組成に関する全国調査（第1報）―一般成分およびミネラル成分について―，日本小児栄養消化器病学会雑誌，5，145-158（1991）一部改変

2：文部科学省：日本食品標準成分表2020年版（八訂）による（100 g中）。調製粉乳は調乳13％として計算

**2）人工栄養**　母乳栄養ができない場合や，母乳栄養を避けたほうが良い場合，安全に，かつ，乳児の栄養必要量を満たすために，母乳の代替として人工乳を用いて授乳することを人工栄養という。人工乳は，乳児用調製粉乳・液状乳，フォローアップミルク（離乳時用粉乳），治療乳に大別される。

**a．調製粉乳**：「生乳，牛乳もしくは特別牛乳，また，これらを原料として製造した食品を加工し，また主要原料とし，これに乳幼児に必要な栄養素を加えた粉末をいう」と規定されている。牛乳の成分をできるかぎり母乳に近いものに改良されたものである。また，2018

(平成30) 年には，乳児用調整液状乳の製造・販売がわが国においても認められた。

**b．フォローアップミルク（離乳時用粉乳）**：牛乳に不足する鉄やビタミン類を補足し，牛乳の代替品として開発された。使用開始月齢は9か月からとされているが，厚生労働省が策定した「授乳・離乳の支援ガイド」(2007 (平成19) 年) では，1歳までは母乳または調製粉乳を用いることを基本としている。

**c．治療乳**：特定用途粉乳として，牛乳アレルギーや一過性乳糖不耐症に用いられる。大豆乳，カゼイン加水分解乳，無乳糖乳，アミノ酸混合乳や腎疾患や心疾患による浮腫が強度の場合に用いる低ナトリウム特殊粉乳などがある。また，先天性代謝異常症に用いられる特殊ミルクは一般に販売されておらず，医師の処方箋が必要である。

**3）混合栄養**　母乳のほかに育児用調製粉乳などを用いて両方で乳児の授乳を行うことを混合栄養といい，母乳が不足し，乳児が発育するために十分な母乳量が確保できない場合，不足分を補うことを目的として行われる。もしくは，母親が就労し，保育者などが代わりに育児用調製粉乳等を与えることになる場合を指す。

### (4) 母乳哺育の推進

母乳哺育(ほいく)は，母子関係や新生児・乳児の情緒が形成されていくための重要な行為である。最近では，「母子相互作用」[注1] という概念が提起され，母乳哺育の確立が推進されている。

**コラム　乳幼児突然死症候群と子どもの虐待**

乳幼児突然死症候群 (SIDS) は，日本では毎年2,000人にほぼ1人の割合で発生している。乳児の死亡原因の8分の1を占めており，SIDSの危険因子には，親の喫煙，うつぶせ寝があげられている。理由は解明されていないが，人工乳哺育に比べ母乳栄養の乳児には少ない傾向が確認されている。また，母乳哺育においては虐待発生も少ないことが報告されている[5]。

### (5) 離乳期の栄養

離乳とは，「それまでの母乳や育児用調製粉乳などの乳汁のみの食事から，徐々に幼児食 (固形食) が食べられるようにすること」をいう。乳汁と離乳食によって乳児に必要な栄養を補給できるよう，調理形態や食品の種類，量について，咀嚼(そしゃく)・嚥下(えんげ)機能，消化・吸収機能の発達に合わせて徐々に変化させ，生後5～6か月あたりから開始し，12～18か月で完了期を迎える。開始時期の発達的目安としては，首がしっかりとすわっている，支えると座ることができる，食物に興味を示す，スプーンを口に入れても押し出さない (哺乳反射の半減) などである。完了期には，乳汁以外で必要な栄養補給ができるようになる。厚生労働省は，授乳

注1）母と子の間で，母親が授乳のために子どもを抱き上げるスキンシップを通して，感覚器官を相互的に発達させる過程をいい，母乳哺育が代表としてあげられる。

期・離乳期は，母子の健康にとって極めて重要な時期であるため，育児支援の観点から，2007（平成19）年に「授乳・離乳の支援ガイド」を策定した（2019（平成31）年改定）。

離乳の目的，離乳食のすすめ方の目安は，表7－2，図7－2に示したとおりである。乳児の成長には個人差がみられるため，子どもの様子をみながら，なめらかにすりつぶした状態の食物を1さじずつから始め，1日1回食，2回食，3回食へと食事のリズムをつけ，徐々に食品の種類や量を増やしていく。食事の適正量は，体重や身長が成長曲線のカーブにそっているか確認しながら増減させ行う。調理は衛生に十分配慮し，十分に加熱をすること，また，薄味にすることを心がけなければならない。離乳期の食品の適切な選択や調理法，上手な与え方，望ましい食リズムの形成は，将来の良い食習慣への基礎となる。

**表7-2　離乳の目的**

- 乳児の成長に伴う，不足栄養素の補給
- 咀嚼機能をはじめとする摂食機能の推進
- 精神的発達の助長
- 適切な食習慣の確立

### （6）乳児期の健康障害

**1）低出生体重児と過体重児**　低出生体重児（未熟児）は，出生体重が2,500 g未満の新生児を指す。近年，医療機関の充実により出産後の生存率が高くなっているが，低出生体重児は哺乳力も弱く，1回に飲む母乳等の量が少ないため，摂取栄養量が不足しやすくなる。一方，出生体重が4,000 g以上の新生児を過体重児という。妊婦が糖尿病である場合，新生

コラム

#### ベビーフードの利用

ベビーフード製品は，離乳食づくりの苦手な保護者や就労する保護者にとっては，手軽に栄養バランスをとる手段として用いられる傾向がある。平成27年乳幼児栄養調査において，離乳食について，何かしらの困ったことがあると回答した保護者は74.1%であり，特に「作るのが負担，大変」と回答した保護者が最も多く33.5%であった。

ベビーフードなどの加工食品を上手に使用することも負担軽減となるが，利点と課題があり（図7－3），ベビーフードだけでは，1日に必要な栄養素量を満たすことは難しい。また，使用率が高いほど，幼児期における1日の摂取食品数が少ない傾向にあるため，手づくりの離乳食と組み合わせて使用することが望ましい。

**【ベビーフードの利点】**
① 単品で用いる他に，手づくりの離乳食と併用すると，食品数、調理形態も豊かになる。
② 月齢に合わせて粘度，固さ，粒の大きさなどが調整されているので，離乳食を手づくりする場合の見本となる。
③ 製品の外箱等に離乳食メニューが提案されているものもあり，離乳食の取り合わせの参考になる。

**【ベビーフードの課題】**
① 多種類の食材を使用した製品は，それぞれの味や固さが体験しにくい。
② ベビーフードだけで1食を揃えた場合、栄養素などのバランスが取りにくい場合がある。
③ 製品によっては子どもの咀嚼機能に対して固すぎたり、軟らかすぎたりすることがある。

（「授乳・離乳の支援ガイド」改定に関する研究会：授乳・離乳の支援ガイド，2019）

| | | 離乳の開始 → 離乳の完了 | | | |
|---|---|---|---|---|---|
| | | 以下に示す事項は，あくまでも目安であり，子どもの食欲や成長・発達の状況に応じて調整する。 | | | |
| | | 離乳初期<br>生後5～6か月頃 | 離乳中期<br>生後7～8か月頃 | 離乳後期<br>生後9～11か月頃 | 離乳完了期<br>生後12～18か月頃 |
| 食べ方の目安 | | ○子どもの様子をみながら1日1回1さじずつ始める。<br>○母乳や育児用ミルクは飲みたいだけ与える。 | ○1日2回食で食事のリズムをつけていく。<br>○いろいろな味や舌ざわりを楽しめるように食品の種類を増やしていく。 | ○食事リズムを大切に，1日3回食に進めていく。<br>○共食を通じて食の楽しい体験を積み重ねる。 | ○1日3回の食事リズムを大切に，生活リズムを整える。<br>○手づかみ食べにより，自分で食べる楽しみを増やす。 |
| 調理形態 | | なめらかにすりつぶした状態 | 舌でつぶせる固さ | 歯ぐきでつぶせる固さ | 歯ぐきで噛める固さ |
| 1回当たりの目安量 | | | | | |
| Ⅰ | 穀類（g） | （つぶしがゆから始める。<br>すりつぶした野菜等も試してみる。<br>慣れてきたら，つぶした豆腐・白身魚・卵黄等を試してみる。） | 全がゆ<br>50～80 | 全がゆ<br>90～軟飯80 | 軟飯90<br>～ご飯80 |
| Ⅱ | 野菜・果物（g） | | 20～30 | 30～40 | 40～50 |
| Ⅲ | 魚（g） | | 10～15 | 15 | 15～20 |
| | または肉（g） | | 10～15 | 15 | 15～20 |
| | または豆腐（g） | | 30～40 | 45 | 50～55 |
| | または卵（個） | | 卵黄1～全卵1/3 | 全卵1/2 | 全卵1/2～2/3 |
| | または乳製品（g） | | 50～70 | 80 | 100 |
| 歯の萌出の目安 | | | 乳歯が生え始める。 | 1歳前後で前歯が8本生えそろう。<br>離乳完了期の後半頃に奥歯（第一乳臼歯）が生え始める。 | |
| 摂食機能の目安 | | 口を閉じて取り込みや飲み込みができるようになる。 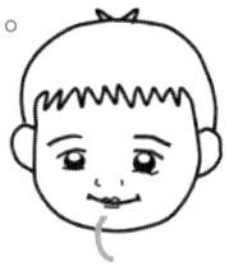 | 舌と上あごで潰していくことができるようになる。 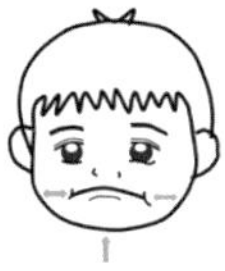 | 歯ぐきで潰すことができるようになる。 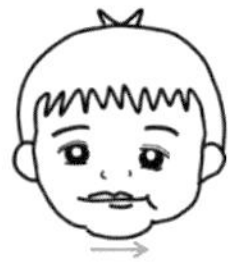 | 歯を使うようになる。 |

※衛生面に十分に配慮して食べやすく調理したものを与える。ただし，満1歳までは，乳児ボツリヌス症を防ぐため，ハチミツやハチミツ入りの飲料・お菓子などの食品は与えないよう注意する。

**図7-2　離乳食のすすめ方の目安**

（「授乳・離乳の支援ガイド」改定に関する研究会：授乳・離乳の支援ガイド，2019）

児は低血糖に陥る危険がある。

**2）先天性代謝異常**　遺伝性の障害によって生体機能が正常に働かないことで起こる疾患である。500種類以上の疾患が確認されており，出生数1,000人に1人の割合で発症している。フェニルケトン尿症，ホモシスチン尿症，メープルシロップ尿症，ガラクトース血症などがある。

### 3）その他よくみられる疾患や症状

**a．母乳性黄疸**：出生数日後に，母乳摂取量が少ないことと関連した黄疸（おうだん）が増強することがあり，出生後は早期から頻回に母乳の授乳を行うことが重要である。

**b．乳児ビタミンK欠乏性出血症**：生後1～2か月ごろに母乳栄養児にみられる。母乳には，ビタミンKが含まれていないため起こりやすいと考えられている。

**c．鉄欠乏性貧血**：離乳期貧血ともいわれ，乳児期後期（離乳期）に好発する。生後4か月までは体内に貯蔵されている鉄を利用するが，生後6～9か月で使い果たし，鉄欠乏性貧血を引き起こす。低出生体重児の場合は，貯蔵量が少ないため鉄剤などの使用も考慮する。

**d．乳児下痢症**：乳児期後半になるとウイルスや細菌感染症，食事の変化や過量摂取が要因となり，急性下痢症になることが増えてくる。代表的なものとして，ロタウイルスがある。発熱や下痢の回数，量が多い場合は脱水症の危険性もある。

**e．アレルギー**：乳幼児がかかりやすい代表的なアレルギー疾患には，食物アレルギー，アナフィラキシー，気管支ぜん息，アトピー性皮膚炎，アレルギー性結膜炎，アレルギー性鼻炎などがある。中でも，食物アレルギーは3歳までの約5%にみられるが，加齢とともに減少していく。

**コラム　乳児の体水分量**

夏の高温な気温状態を暑熱環境というが，近年のわが国の最高気温は35度を超える日も少なくない。熱中症に対する注意は，メディアなどを通じて強く喚起されている。しかし，乳幼児が車中に取り残されるなど，熱中症を発症した死亡事故は後を絶たない。

乳児の身体的特徴は，成人以上に体水分量が多いことである。そのため，平時より高いレベルの体水分保持量が必要となる。成人では生体の約60%が水分といわれているが，乳児期前半では，生体の約80%，1歳で約70%が水分であり，少量の脱水が生命に大きくかかわる。乳児は，成人と同じようにのどの渇きに応じて自由に摂取することは不可能なため，保護者や保育者などの十分な注意が必要である。

## 3.2　幼児期の栄養

幼児期は，満1歳から小学校入学までの期間を指す。身長や体重の発育は乳児期よりゆるやかとなる。身長は1年で約6～10 cm，体重は2 kg前後の成長がみられる。運動機能と精神面の目覚ましい発達がみられる。また，乳歯は2歳ごろまでに生えそろい，咀嚼機能が完成する。生活リズムに合わせた食生活のリズムを定着させる時期であり，1日3食を食べ，欠食せずに食事のリズムをつくることが大切である。

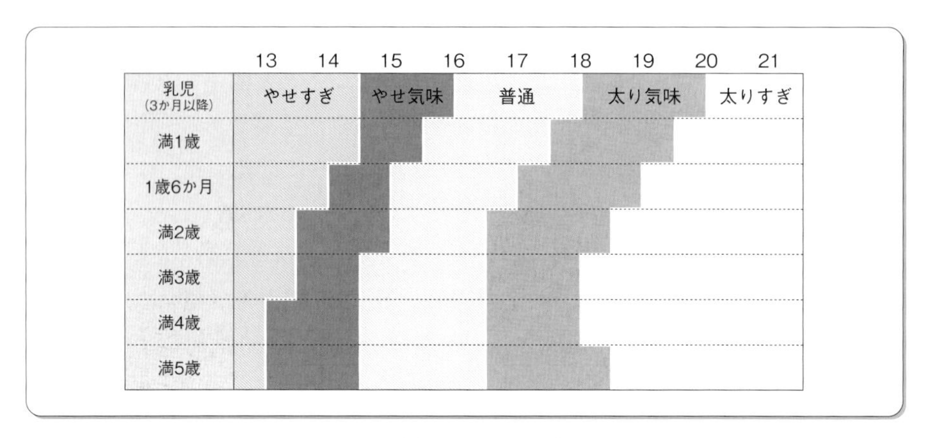


**図7-3　カウプ指数による発育状況の判定**

（巷野悟郎：子どもの発育・発達と保健．子どもの保健　第7版　追補，p.30，診断と治療社，2018）

## （1）幼児期の成長

幼児期の順調な成長の判断のために，幼児の成長曲線がある。また，乳幼児の発育評価には，カウプ指数が用いられる（第5章，表5-1参照）。カウプ指数による判定を図7-3に示す。

**1）運動機能の発達**　運動機能の発達は速度は一定ではないが，頭部から下肢へ，中心（首，肩，腰）から末梢（腕，手，指）へと向かい，大きく粗い動きから微細運動へと発達する。体重に比べ身長の伸びのほうが大きく，乳児の体型から子どもらしい体型へと変化する。

**2）精神機能の発達**　幼児期は，知的発達が顕著にみられ，言語を理解して行動し，言語を用いて表現することができるようになる。また，自我の発達と自己主張がみられる。

## （2）幼児期の栄養補給

幼児期の推定エネルギー必要量は，総エネルギー消費に成長のためのエネルギー蓄積量を加えたものである。「日本人の食事摂取基準（2020年版）」によると基準的な体重の幼児の場合，1～2歳男児950 kcal/日，女児900 kcal/日，3～5歳男児1,300 kcal/日，女児1,250 kcal/日である。また，1日3食では栄養補給量が不十分なことがあるため，間食を補食として，1日のエネルギー量の10～20%を摂取することが適当とされている。幼児期の間食は，3食と異なる楽しみとなり，心理的な満足感を与える意味合いがある。食品類と食品構成（分量）を表7-3に示す。

**1）栄養必要量への配慮**　成人に比べ，栄養必要量が多い。体重1kg当たりのエネルギーは，1～2歳男児78 kcal，女児82 kcalであり，18～29歳では，男性42 kcal，女性39 kcalである。その他の栄養素量についても成人の数倍必要となる。

**2）消化機能への配慮**　幼児期は，咀嚼機能の完成時期であるため，適切な硬さをもつ食品の摂取が必要である。また，消化機能はまだ十分に発達しておらず，食物アレルギーは乳児が5～10%[6]，保育所児が約5%[7] ほどみられる。一般的には3歳までに約50%が食べられるようになる。

**3）食行動への配慮**　自我のめざめに伴い，自分の好き嫌いをはっきり意思表示する時期となる。偏食や遊び食い，ムラ食い，小食，食欲不振などの問題も発生しやすい。そのた

表7-3　幼児期の６つの基礎食品と食品構成

| 食　品　類 | 1～2歳（男女）(g) | 3～5歳（男女）(g) |
|---|---|---|
| 魚・肉 | 30 | 40 |
| 卵 | 30 | 40 |
| 豆類（絹ごし豆腐） | 20 | 20 |
| 乳類（牛乳として） | 200 | 200 |
| 緑黄色野菜 | 100 | 120 |
| その他の野菜・海藻・果物 | 200 | 230 |
| 穀類 | 170 | 200 |
| いも類 | 40 | 60 |
| 菓子類 | 10 | 20 |
| 砂糖 | 5 | 7 |
| 油脂類 | 5 | 7 |

注）各人に必要なエネルギー量は体格，活動量によって異なるため，おおむねの参考とする。砂糖や油脂類はエネルギー源であるため，とりすぎないよう注意する。
（水野清子：幼児期における栄養・食生活．子どもの食と栄養—健康なからだとこころを育む小児栄養学—（水野清子ほか編著），p.136，診断と治療社，2016より一部改変）

め，発育発達に見合った正しい食生活を身につけさせることが必要である。

**4）食物アレルギー**　食物アレルギーは，アレルゲンとなる特定の食物を摂取したあとに起こる。この原因物質は多岐にわたるが，幼児では鶏肉，乳製品などが多くみられる。その他，小麦，ピーナッツ，大豆製品，そば，ごま，甲殻類（かに，えび）などがある。食物ばかりでなく，生活場面においても小麦粘土や調理道具の利用法[注2]によっては，アナフィラキシーショック[注3]を起こすことがあることも知っておきたい。

## 3.3　学童期の栄養

学童期とは，学校教育法によって定められる小学校で義務教育を受ける6年間で，6～11歳までをいう。学童期の身体発育は，幼児期からの継続した現象となる，学童期前期（小学3～4年生ごろまで）は比較的穏やかな発育状態であり，からだつきは細身を呈することがみられる。しかし，学童期後期（小学4～6年生ごろ）の身体発育は急激的となり，男女差は，女子が男子より早く9歳ごろから発育急進期に入り，身長の伸びや体重の増加がみられるようになる。

### （1）学童期の成長

小児の発育発達過程は，スキャモン（Scammon）の発育曲線（図7-4）で示した[8]。臓器

注2）幼児が口に入れても安心なように小麦粘土が作成されているが，場合によっては，幼稚園や保育所などで創作時に触ってしまい，小麦アレルギーを起こす。また，調理時に，そばをゆがいた同じ鍋や湯でうどんをゆがくと，うどんにそば汁がつき，うどんでそばアレルギーが出る場合がある。
注3）特定の起因物質（アレルゲン）により生じる全身性のアレルギー反応で，重症になると死に至ることもある。アレルゲンの摂取，皮膚への接触，注射や吸入などにより引き起こされる。

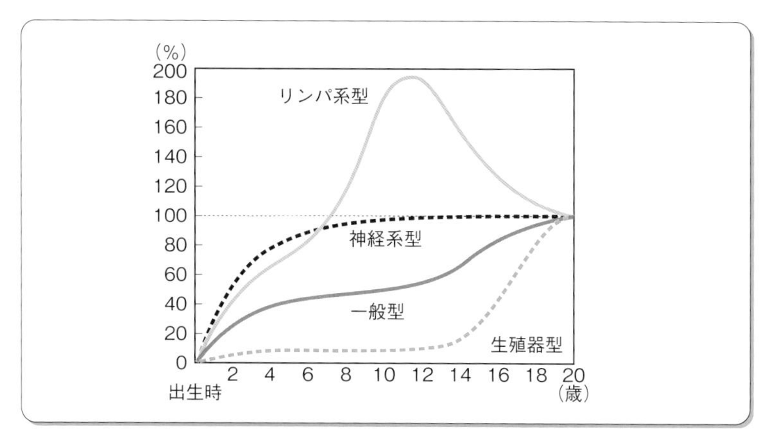


**図7-4　スキャモンの発育曲線**

や器官の発達の様子を一般型，リンパ系型，神経系型，生殖器型の4曲線によって出生時から20歳までの増加量を100分率で示したものである。一般型では，身長などの全身的形態，呼吸器，消化器，腎臓，血管系，骨格系，血液量など，リンパ系型では，胸腺，リンパ節，扁桃（へんとう），腸管リンパ組織が含まれる。11歳ごろには成人の2倍近く免疫力が高まる。神経系型には，脳，脊髄，眼球のほか，上部顔面，頭蓋の上部などがあり，およそ7歳で成人の95%の大きさまで達するとみられている。生殖器型では，主に生殖器が含まれ，一次性徴と二次性徴がみられる。器官や組織の発育期である一次性徴と乳房の発達，ひげやのどぼとけなどの発育がみられる二次性徴がある。

**1）身体の成長**　体型を表すために用いられるものとして，身長と体重のバランスがある。身長を基準に標準的な体重を算出する指数が用いられている。ローレル指数は身体充実指数とも呼ばれ，学童期の肥満の選別などに使われる（第5章，表5-1参照）。

**2）運動機能の発達**　幼児期から小学生低・中学年にかけては，感覚の発達や神経・筋コントロール能力の向上が著しく，平衡感覚，身体の位置感覚，運動感覚に関する深部感覚などは，10歳まで急速に発達すると考えられている。

**3）精神機能の発達**　幼児期から学童期の心理的発達面では，自己管理能力の完成がみられる。6～8歳では自己中心的な理解をする傾向もある。9歳ごろから記憶力の向上，周囲の状況に対する客観的理解ができるようになり，理解力，読解力，記憶力の進歩がみられる。個人差は見られるが，脳・神経系の発育は学童期後半にほぼ完成する。

### （2）学童期の栄養補給

成長期である学童期は，身体活動に必要なエネルギー量に加えて，成長のためのエネルギー蓄積量を付加する必要がある。エネルギー蓄積量は，第6章の表6-7に示した。男子では，6～7歳で15 kcal/日，8～9歳で25 kcal/日，10～11歳で40 kcal/日の付加が，女子では，同20 kcal/日，30 kcal/日，30 kcal/日の付加が順調な発育発達に必要と考えられている。また，たんぱく質，カルシウム，鉄などの食事摂取基準は，成人期よりも多く設定されている。

**1）学童期の食生活における問題**

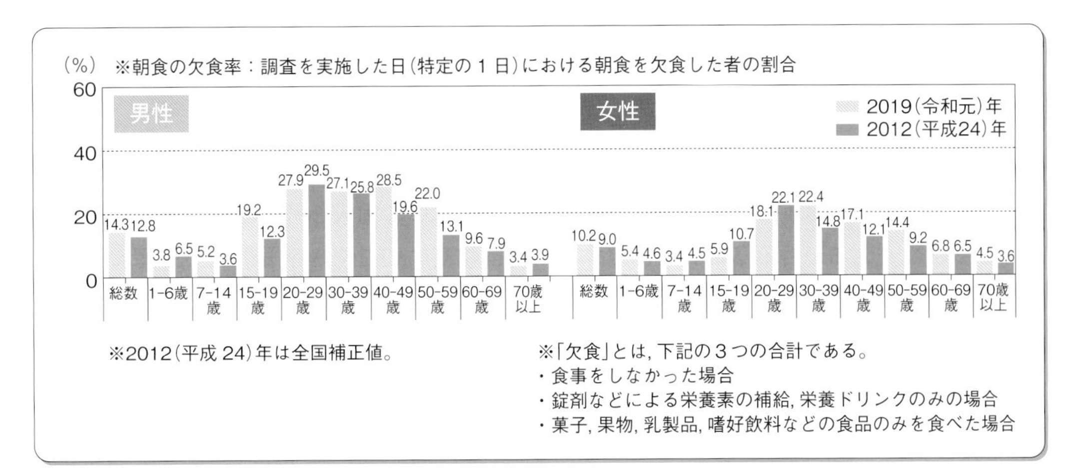


**図7-5　朝食の欠食率（1歳以上，性・年齢別階級別）**

（厚生労働省：平成24年および令和元年国民健康・栄養調査結果報告書，2014，2020より作成）

**a．欠　食**：欠食は，エネルギー摂取量の不足を招き，最近では学習能力に影響を与える報告が示されている。また学校においては，食教育に力が入れられ「早寝早起き朝ごはん」運動が盛んに推進されている。1日3食の中で，最も欠食の多い食事が朝食である。令和元年国民健康・栄養調査の結果（図7-5）は，男性1～6歳で3.8%，7～14歳で5.2%，女性は，同5.4%，3.4%の朝食欠食が確認されている。全体では男性14.3%，女性10.2%であり，平成24年調査に比べて，男女とも増加傾向にある。

**b．五つの「こしょく」**：就寝時間が遅いほど朝食の欠食率が高く，親の食習慣が子どもに大きく影響する。五つの「こしょく」とは，一人で食べる「孤食」，自分の好むものそれぞれが食べる「個食」，固定した好きなものしか食べない「固食」，いつも食欲がなく食べる量が少ない「小食」，スパゲティやパンなど粉ものを好んで食べる「粉食」を指す。いずれも食事のリズムや規則性を崩す要因となる。

**c．う　歯**：乳歯は，7～12歳ごろには第三大臼歯を除いて永久歯に生え変わる。永久歯は，成人の食生活に適応するための咀嚼力，消化・吸収とも関係しており，健康維持・増進の基礎として重要である。しかし，う歯（むし歯）は，児童・生徒の疾病異常罹患率が最も高い疾患であり，食欲減退や偏食にもつながるため，発育に影響をする。う歯になりにくい口腔環境の保持が大切である。

## (3) 食　育

日本では，2005（平成17）年に食育基本法が制定された。そこには，子どもたちが豊かな人間性をはぐくみ，生きる力を身につけていくためには，何よりも「食」が重要であると記されている。また，知育，徳育および体育の基礎となるべきものであると位置づけされている。ヒトは，食べ物から供給する栄養成分を材料に身体を構成し，日々の生命活動を保持しており，健やかな発育・発達のためには，食物を正しく選択し，摂取する必要がある。特に学童期の時期は，正しい食習慣の第一歩として，朝・昼・夕の3食を食べる食事習慣の基本を身につけることが重要である。

## 3.4　思春期・青年期の栄養

思春期や青年期の定義は一定ではないが，本項では，思春期を11～15歳，それ以降20歳までを青年期として捉え，中学生から大学生までの栄養について述べる。

日本産科婦人科学会では思春期を，「性機能の発現開始，すなわち乳房発育ならびに陰毛発生などの二次性徴出現に始まり，初経を経て，二次性徴の完成と月経周期がほぼ順調になるまでの期間」としている。この時期は，身体的変化だけでなく，精神的，心理的にも大きな変化が起こる。

### （1）思春期・青年期の成長

小学校高学年から中学生にかけて第二身体発育急進期を迎える。女子は，男子より2～3年早く第二身体発育急進期を迎え，一時的に身長，体重とも男子を超えることがある。

その後思春期後期では，男子のほうが大きくなり，身体機能の男女差がはっきりしてくる。男子は骨格と筋肉が発達し，女性は月経が始まり，皮下脂肪がついて丸みを帯びた女性らしいからだつきとなる。

### （2）思春期・青年期の栄養補給

顕著な身体発育期では，順調な成長のための十分な栄養摂取が必要となる。エネルギー，たんぱく質，カルシウムの食事摂取基準は成人よりも多い。しかし，成長は個人差もみられるため，個々の発育状態に応じた食事構成が必要であることと，思春期貧血をはじめとする栄養障害に対する対策も必要になる。

また，身長の伸びが大きくなり，骨形成のためのカルシウムの要求量は増える。栄養障害では，成長に伴い血液量の増加が見込まれるため，急速な発育に鉄の摂取や血液の生成が追いつかず，思春期貧血となる場合がある。これは，男子にもみられる現象である。女子では，月経に伴う失血によって貧血が起こりやすくなる。

### （3）思春期・青年期の健康障害

**1）肥満とやせ**　2019（令和元）年の学校保健統計によると，中学生7.4（3年女子）～11.2（1年男子）%，高校生7.3（2年女子）～11.7（1年男子）%が肥満児の傾向にあると報告されている。体格を判定する指数として，思春期では，成長に応じてローレル指数とBMIの両方が用いられる（第5章，表5-1参照）。栄養摂取のアンバランス，身体活動の低下や夜型の生活リズム（就寝時間の遅延，朝寝坊，夜食の習慣）など，不健康な生活習慣が原因と考えられている。

一方，女性では，スリムさに対する強い憧れから，無理な減食や種々のストレスが原因となり，摂食障害を引き起こすことが問題となっている。「やせ」は増加傾向にあり，中学生では，女子4.2%（1年）が多くみられ，高校生では男子4.2%（1年）が女子2.4%（1年）より，やせの傾向が多くみられる。

**2）起立性調節障害**　これは大学生を含め，広く成長期にみられる。めまいや立ちくらみなどの循環器系諸症状のほかに，消化器症状（吐き気，嘔吐，腹痛，精神の無力症状），神経過敏など種々の訴えを示す症候群である。特に，精神的・肉体的疲労が原因となり起こりやすいと考えられている。

**3）摂食障害**　摂食障害は，神経性無食欲症（anorexia nervosa），神経性過食症（bulimia nervosa）に二分される。それぞれの特徴を表7－4に示す。

**表7-4　摂食障害の特徴**

| 神経性無食欲症（拒食症） | 神経性過食症（過食症） |
|---|---|
| 年齢・性別・発達的・身体的健康状態の上で著しい低体重が生じるような必要以上に抑制された低エネルギー摂取を行う | むちゃ食いの期間を繰り返す（通常2時間以内で）他の人より明らかに多く食べる |
| 著しい低体重にもかかわらず，体重増加に対する強い恐怖心をもつ。あるいは，体重増加を妨げる持続的行為をする | むちゃ食いの期間では，過食を制御できない（どれだけ食べているか制御できない） |
| 身体像のゆがみがあり，低体重の重大さに対する認識の欠如がある | 体重増加を防ぐための代償行為を繰りかえす。自己誘発性嘔吐または，下痢，利尿剤，その他薬剤の誤った使用，絶食，過激な運動をする |
|  | むちゃ食いと代償行為が平均して週1回以上繰り返され，3か月以上続く |

（DSM-5，2013一部改変）

**4）貧　血**　思春期・青年期では，特に女性に高頻度に貧血が認められる。多くは鉄欠乏性貧血であり，著しい成長のために血液量の急激な増加が起こり，男女ともに鉄の需要が高くなること，さらに女性は月経が始まることが要因である。鉄をはじめ，鉄吸収にかかわるビタミンCなども十分に摂取しなければならない。

**5）無月経**　月経が欠如した状態であり，激しいスポーツやストレス，極端な減量によって増加する。長期の無月経は，不妊症の原因として知られる子宮内膜症や中高年以降の骨粗しょう症の要因となるため，放置せず医療機関にかかるようにする。

# 4．成人期の栄養

成人期とは，一般には，20歳以降64歳までの年齢層をいい，精神的にも肉体的にも成熟し，活発な社会活動が行われる時期である。**成人期**は年齢層が広く，加齢により身体的変化は，成熟から退行性変化，いわゆる**老化**（エイジング）をたどる。女性では，妊娠・出産および**閉経**が身体的変化として起こる。

20～30歳代では，女性の低体重者（やせの者）の増加，男性では肥満者の増加など体型の変化が問題となっている。

40歳代以降では，加齢による身体諸器官の働きや代謝機能の減退がみられ，肥満の増加や高血圧，血清コレステロール値の増加など，**生活習慣病**やそのリスクを健康診断で指摘されることや，**メタボリックシンドローム**を発症するものも増えている。また，女性の場合は40歳代後半から**更年期**を迎え，更年期障害の症状があらわれる者も少なくない。

## 4.1 成人期の身体的変化

令和元年国民健康・栄養調査では，肥満者（BMI≧25）の割合は，男性33.0%，女性22.3%であり，男女ともにゆるやかな増加傾向にある。やせの者（BMI<18.5）の割合は，男性3.9%，女性11.5%であり，前年と比べて男女ともその割合は変わらないと報告されている。男性では，成人の3人に1人が肥満と判断され，女性では40歳代以降に肥満者の割合が高くなっている。一方，20歳代女性の低体重（やせ）は，20.7%であり，この10年でみると横ばい傾向である（図7-6）。

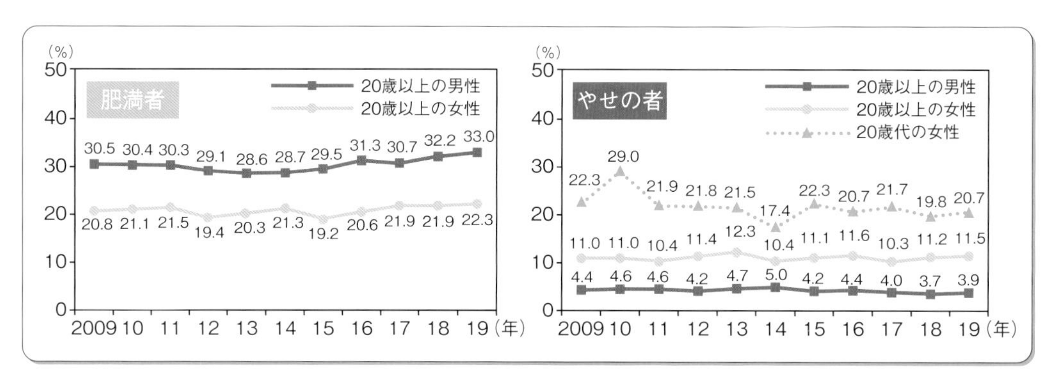


**図7-6　肥満およびやせの者の割合の年次推移（2009～2019年）**

注）20歳代女性やせの者の割合は，移動平均により平滑化した結果から作成。
移動平均：グラフ上の結果のばらつきを少なくするため，各年次結果と前後の年次結果を足し合わせ，計3年分を平均化したもの。ただし，2012年については単年の結果である。
（厚生労働省：令和元年国民健康・栄養調査報告書，2020）

## 4.2 成人期の栄養に関する問題

成人期は，生活が不規則になりやすく，栄養上の問題も多くみられる。生活環境も影響し，20～30歳代と40歳代以降では，その問題点は異なる。令和元年国民健康・栄養調査では，20歳代の男性は27.9%，女性は18.1%に朝食の欠食がみられた（図7-5）。

その他，成人期の問題点として，脂肪エネルギー比率が高く，カルシウム，鉄の摂取不足，食塩の過剰摂取，野菜の摂取不足があげられる。また，食生活改善の意思に関する調査（2019年）では，男性で24.6%，女性で25.0%が「関心はあるが改善するつもりはない」と回答していた。さらに，男女ともに肥満者においても「関心はあるが改善するつもりはない」と回答した者の割合が最も高い結果がみられた。これらの問題点はメタボリックシンドロームや生活習慣病を引き起こす要因となるため，適正な改善が望まれる。

## 4.3 メタボリックシンドロームと生活習慣病

脂肪組織が過剰に蓄積した状態を**肥満**という。なかでもメタボリックシンドロームは，**内臓脂肪型肥満**を共通の要因として，高血糖，脂質異常，高血圧が引き起こされる状態で，それぞれが重複した場合は脳卒中，心疾患など命にかかわる病気を招くこともある。異常な状態が基準を超える病気と判断されると，その原因に生活習慣が大きくかかわる**生活習慣病**と呼ばれる諸疾患につながるわけである。この予防対策として2000（平成12）年から国民健康づくり運動「健康日本21」が実施されている。現在は，「健康日本21（第二次）」が2013（平成25）年より開始されている。厚生労働省では，メタボリックシンドロームを含む生活習慣病は，食べすぎや運動不足など，悪い生活習慣の積み重ねが原因となって起こるため，生活習慣の改善によって，予防・改善できることを強調している。

### 4.4　更年期と栄養補給

更年期は，性成熟期から老年期へ移行する40～60歳くらいを指し，性ホルモン分泌量が低下する時期でもある。この影響で，40歳代以降の男女にみられる自律神経失調症に似た症候群を更年期障害という。女性は，閉経期前後の約10年間に卵巣機能の低下に伴い，卵巣ホルモンであるエストロゲンが急激に減少することによって，コレステロール濃度の上昇，脂質代謝異常，血圧上昇，骨量の減少などが起こり，更年期特有の障害として不定愁訴を感じるものもいる。男性では，30歳以降睾丸ホルモンであるテストステロンの分泌が減少し始め40歳代後半で症状があらわれることもあるが，女性と比べ分泌量の変化がゆるやかなため老化現象の一部と認識され，気づかれないことが多い。

食生活上では，バランスの良い食事をこころがけ，エネルギー，動物性脂肪，塩分の過剰摂取には十分な注意をすることが必要である。

### 4.5　骨粗しょう症

閉経を迎えた女性は，エストロゲンの合成停止により，骨の形成が阻害され骨量の減少がさらに進むと骨の代謝バランスが崩れる。骨形成よりも骨破壊が上回る状態が続き，骨量の減少の結果，骨がもろくなり，容易に骨折するような状態を骨粗しょう（鬆）症という。

骨量は，学童期から思春期にかけて高まり，20歳前後でいわゆる最大骨量（peak bone mass）を迎える。この時期における適切な食生活と運動習慣は最大骨量の蓄積につながり，将来的な骨粗しょう症の予防が期待できると考えられている。骨粗しょう症は，骨折の最大の危険因子であり，また骨粗しょう症によって引き起こされる骨折，なかでも大腿骨近位部骨折は移動能力や生活機能を低下させる。骨粗しょう症の予防には，カルシウムとビタミンDの摂取に加えて，ウォーキングや筋力トレーニングなど，骨に刺激が加わる運動が推奨されている。

## 5．高齢期の栄養

高齢期は，加齢に伴い身体的，社会的および精神的側面に変化が生じ，そのうえに個人差が大きいことが特徴である。加齢は，ヒトがこの世に生を受け，誕生，成長，そして老いて死に至る時間軸にしたがった過程をいう。一方，中年期以降，加齢に伴ってあらわれる退行性変化を，老化という。

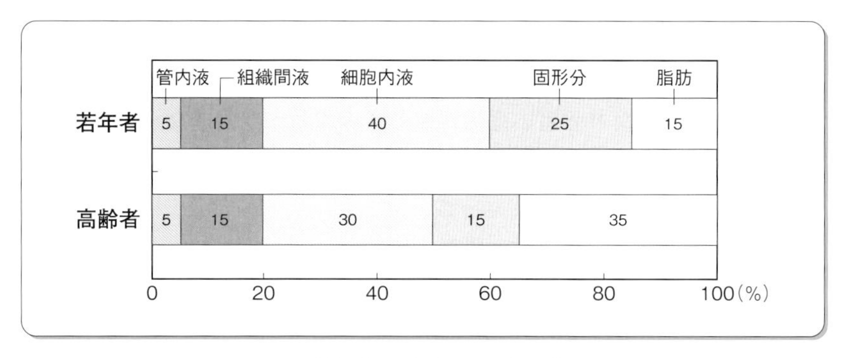


図7-7　若年者と高齢者の体組成の比較

## 5.1　高齢期の身体的変化

加齢とともに，心臓を除くほとんどすべての臓器・組織の実質細胞数は減少傾向を示す。つまり，除脂肪体重は加齢によって低下を示し，骨量，体水分量も減少する。しかし，体脂肪量は変化しないため，体脂肪率は増加を示す（図7－7）。

### （1）加齢に伴う生理的変化

加齢に伴い，五感（視力，聴力，嗅覚，味覚，触覚）の低下，歯の欠損などによる咀嚼・嚥下機能の低下をきたす。消化機能の低下は摂取量の不足を招き，身体機能の低下に影響する。また，高齢者では一人で複数の症状や病気を患っていることも特徴としてあげられる。

### （2）高齢期の社会的変化

退職・死別などの生活環境の大きな変化，家族構成の変化による栄養バランスの悪化，食品の入手困難化，貧困や社会的孤立による「食の砂漠化」も問題となっている。

## 5.2　高齢期の健康障害

### （1）咀嚼・嚥下障害

咀嚼障害は，歯の障害により噛む力が弱くなり，軟らかいものに偏ることで栄養不足に陥りやすくなることである。嚥下障害は，飲み込みの困難と咽頭・気管への誤嚥に分けられる。誤嚥は，誤嚥性肺炎の原因ともなるため，障害の程度に応じて調理工夫が必要になる。

### （2）脱　　水

高齢者は，体水分量が減少することに加え，食事量の減少により，水分摂取不足になりやすい。脱水症状から便秘や血栓症を起こしやすくなる。

### （3）たんぱく質・エネルギー栄養障害（protein energy malnutrition：PEM）

高齢者が疾病やけがなどによって食事バランスの崩れや欠食が起こると，低体重，低栄養状態に陥りやすくなる。要介護高齢者の多くは食物摂取量が少なく，たんぱく質・エネルギー低栄養状態にあるといわれている。

### （4）ロコモティブシンドローム（運動器症候群）

高齢社会が進む中，要介護者も急激に増加している。介護が必要になった要因は生活習慣病が3割、認知症や高齢による衰弱、関節疾患、骨折・転倒で5割であると報告している。

ロコモティブシンドローム（運動器症候群）とは，ほおっておくと要介護や寝たきりの状態になってしまう危険性が高い運動器の障害をもつ状態をいう。

加齢による運動機能の低下によって，運動や身体の移動などができなくなり，自立した生活が困難となった結果，要介護に至るケースが増えている。日常の身体活動量を増やすことは，メタボリックシンドロームを含めた循環器疾患，糖尿病，がんなどの生活習慣病の発症およびこれらを原因として死亡に至るリスクや，加齢に伴う生活機能低下（ロコモティブシンドロームおよび認知症等）をきたすリスクを下げると考えられている。筋肉量の減少はサルコペニアおよびフレイルのリスクを高めるため，運動習慣をもち，これらの疾病等に対する予防効果をさらに高めることがすすめられている。

特に，高齢者では，積極的にからだを動かすことで生活機能低下のリスクを低減させ，自立した生活をより長く送ることができるため，第2章で述べた「健康日本21（第二次）」や第6章で述べた「健康づくりのための身体活動基準・指針2013」でも，ロコモティブシンドロームの予防と啓発が推進されている。

## コラム　熱中症予防

最近の夏季の天候は，生命に危険を及ぼすほどの気温を記録している。このような現状を受けて，2018（平成30）年7月，気象庁は緊急会見において，「今夏の猛暑は1つの災害と認識している」と発表した。消防庁によると，救急搬送人員の年齢は高齢者（65歳以上）が最も多いと報告されている。また，乳幼児は自身で水分補給を欲したり，準備したりすることが困難なため，保育者が十分に気をつけることが必要である。

本章「5.1高齢期の身体的変化」でも指摘したとおり，高齢期になると体水分量は減少する。もともと体水分量の少ない高齢者がほんの少量であっても脱水をすると，身体に与える影響は成人期以上に甚大となる。乳幼児は，平時の体水分量が約80％と非常に高いため，わずかな脱水が生命に大きな影響を与える。消防庁は子どもと高齢者の身体的特徴からみた熱中症予防の注意を示している（右図）。熱中症になりやすい年齢であることを忘れてはならない。

また，消防庁では，2020（令和2）年以降はコロナウイルス対策を考慮した「新しい生活様式」での熱中症予防行動のリーフレットを作成し注意喚起しているので参照されたい。

子供の特徴
地面の照り返しにより、高い温度にさらされやすい
汗腺などが未熟
体温調節機能が未熟なため、熱中症にかかりやすい
保護者の方へ
お子さんの顔色や汗のかき方を十分に観察しましょう！
喉の渇きに応じて水分補給や休憩をとらせましょう！
日頃から外遊びをさせて、暑さに慣れさせましょう！
外出時は熱のこもりやすい服を避けて、帽子をかぶりましょう！
高齢者の特徴
のどの渇きを感じにくい
暑さを感じにくい
汗をかきにくい
体温を下げるための体の反応が弱くなっており、自覚がないのに熱中症になる危険がある
熱中症にならないために
室温をこまめにチェックし、エアコンや扇風機等を活用！
のどが渇かなくても水分補給をしましょう！
1日1回汗をかく運動をしましょう！
世話をする人は、普段と様子が違うと感じたら、ためらわずに医療機関に受診させましょう！
（消防庁：熱中症対策リーフレット，2019）

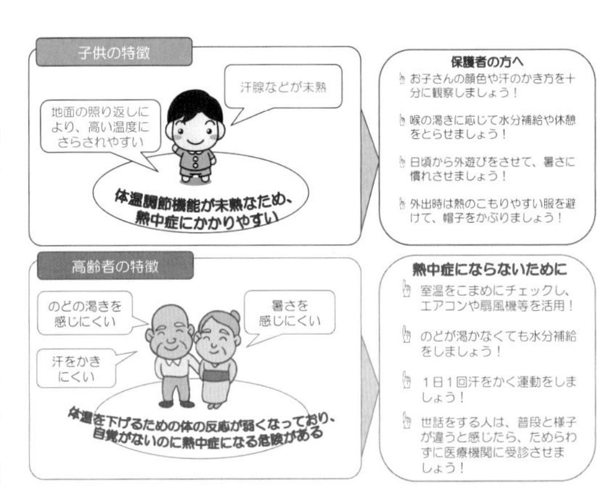

■引用文献

1）Luke B, *et. al.*：A consideration of height as a function of pre-pregnancy nutritional background and its potential influence on birth weight. *Journal of American Dietitians Association*, **84**, 176（1984）
2）厚生労働省：妊産婦のための食生活指針―「健やか親子21」推進検討会報告書―参考資料3．神経管閉鎖障害の発症リスク低減のための妊娠可能な年齢の女性等に対する葉酸の摂取に係る適切な情報提供の推進について（2006）
3）厚生労働省：平成22年乳幼児身体発育調査報告書（2010）
4）井戸田正ほか：最近の日本人人乳組成に関する全国調査（第1報）――般成分およびミネラル成分について―，日本小児栄養消化器病学会雑誌，**5**，145-158（1991）
5）水野清子ほか編著：子どもの食と栄養―健康なからだとこころを育む小児栄養学―，診断と治療社（2012）
6）Ebisawa M, *et al.*：*J Allergy Clin Immunol*, **125**, AB215（2010）
7）野田龍哉：保育園における食物アレルギー対応 全国調査より，食物アレルギー研究会会誌，**10**，5-9（2010）
8）Scammon RE.：The measurement of the body in childhood. I.: Harris JA., *et al.*（eds）. The measurement of man, *University of Minnesota Press*, 173-215（1930）

■参考文献

・厚生労働省：「健やか親子21」推進検討会報告書　妊産婦のための食生活指針について（2006）
・厚生労働省：授乳・離乳の支援ガイド（2019）
・厚生労働省：国民健康・栄養調査結果（各年）
・厚生労働省：健康づくりのための身体活動基準2013（2013）
http://www.mhlw.go.jp/stf/houdou/2r9852000002xple-att/2r9852000002xpqt.pdf
・田中哲郎：乳幼児死亡の防止に関する研究．平成9年度厚生省心身障害研究報告書（1998）
・小泉武宣：ハイリスク家庭への周産期からの援助に関する研究．平成11年度厚生科学研究子ども家庭総合研究報告書「虐待の予防，早期発見および再発防止に向けた地域における連携体制の構築に関する研究」（1999）
・骨粗鬆症の予防と治療ガイドライン作成委員会編集：骨粗鬆症の予防と治療ガイドライン2011年版，ライフサイエンス出版（2012）
・水野清子ほか編著：子どもの食と栄養―健康なからだとこころを育む小児栄養学―，診断と治療社（2012）
・木戸康博ほか編：栄養科学シリーズNEXT 応用栄養学 第6版，講談社サイエンティフィク（2020）
・伊藤節子，渡邊令子ほか編：応用栄養学 改訂第6版，南江堂（2020）
・日本栄養改善学会監修：管理栄養士養成課程におけるモデルコアカリキュラム準拠第7巻　栄養教育論―理論と実践―，医歯薬出版（2013）
・灘本知憲編：新食品・栄養科学シリーズ 応用栄養学 第4版，化学同人（2015）
・American Psychiatric Association：DIAGNOSTIC AND STATISTICAL MANUAL OF MENTAL DIORDERS FIFTH EDITION（DSM-5™）(2013)
・巷野悟郎編：子どもの保健 第3版，診断と治療社（2013）
・内閣府：食育基本法と食育推進基本計画（2005）

# 第8章 日常生活と栄養

健康的な生活習慣には，栄養，運動，休養の3要素が重要である。しかし，現代では，便利になったがゆえの運動不足や，ストレス環境に陥りやすい。現代の日常生活の中で，健康を維持するために留意する栄養とは何か。本章では，近年注目される運動，ストレス，免疫と栄養についての関係を学ぶ。

## 1．運動と栄養

運動時のエネルギーや栄養素の過不足は，持久力低下，けがの誘発，疲労回復の障害など，運動機能に支障をきたす。日頃から適切な栄養をとることで，運動に必要なからだづくりをすることが大切である。

近年は，トップアスリートに管理栄養士が同行するなど，運動時の栄養管理の重要性が認知されるようになった。トップアスリートに限らず，運動を行うすべての者において，運動に適した栄養の摂取は，健康および運動機能の維持・増進に必要である。

### 1.1 運動に必要な栄養素

栄養バランスの良い食事をとることは基本である。さらに運動では，エネルギー消費量の増大や代謝変化などから，必要なエネルギー・栄養素の需要量が変化する。競技種目により，身体組成や運動内容は特性があり，消費エネルギー量（エネルギー必要量）も異なる（図8-1，図8-2）。

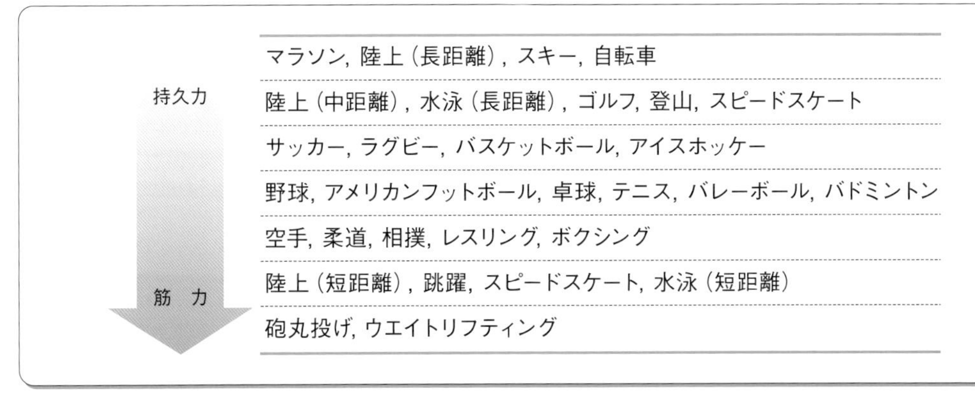


図8-1　運動の特性

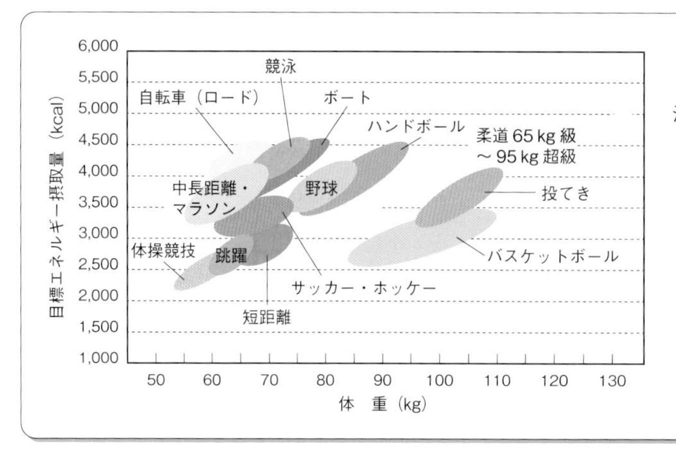


注）日本人アスリートの基準体型と日本人（または欧米人）で報告された最新の摂取エネルギー基準値（kcal/kg）から１日当たりの目標量を算出した。あくまでも目標値であり，身長や活動強度，活動時間，熟練度，トレーニング目標などにより大きく変動するため，選手は体重や身体組成を継続的に管理し，各自に見合った目標量を設定する必要がある。なお，女性アスリートに関しては，男性の８割を目安とする。

**図8-2　男性アスリートの競技種目別目標エネルギー摂取量**

（日本体育協会スポーツ医科学専門委員会監修：アスリートのための栄養・食事基準ガイド　第2版，第一出版，p.92，2008より改変）

運動時に特に需要が増大する栄養素を以下にまとめた。

### （1）糖質（炭水化物）

運動時の栄養を考えるうえで，体内，特に筋肉や肝臓に糖質を十分蓄えておくことは，最も大切である。糖質の不足は，速やかなエネルギー産生（変換）を行えず，パフォーマンスや持久力の低下につながる。また，糖質は脳のエネルギー源として判断力・集中力にも影響を与える。よって，いかなる競技種目においても，主食に加え補食（間食）としても毎食十分量の糖質を摂取する必要がある。

### （2）たんぱく質

筋力をつけるには，まずは食事から良質なたんぱく質を適量摂取して，筋肉量を増やす必要がある。スポーツ選手は体重1 kg当たり1.5～2.0 gのたんぱく質が必要とされる。トレーニングや試合後など運動後のたんぱく質の摂取は，筋肉へのアミノ酸の吸収を促進し，利用効率が良い。減量が必要な際には，鶏ささみや豆腐など低脂肪のたんぱく源を選択することも必要となる。

### （3）カルシウム

カルシウムは骨形成と筋肉の収縮に必要な栄養素であるが，発汗により体外へ排出されることから，運動により不足しやすい栄養素である。カルシウムの不足は，骨量減少による骨折や，筋肉のけいれんを引き起こすため，乳製品，大豆製品，小魚などカルシウムが多く含まれる食品から十分に摂取する必要がある。

### （4）ビタミンB群，ビタミンC

運動によりエネルギー消費量が高まると，エネルギー産生の補酵素として働くビタミンB群の需要量が高まる。特にビタミン$B_1$は，糖質によるエネルギー産生に重要な役割を果たすことから，運動前後の食事では積極的に摂取し，エネルギー産生を円滑にすることが，疲労の予防・回復につながる。ビタミンCは，たんぱく質と一緒に摂取することでコラーゲン形成を助けることから，アキレス腱や靭帯，関節まわりのけがの予防となる。

### (5) 鉄

鉄は体内へ酸素を運搬するヘモグロビンの構成成分である。運動時には，鉄欠乏性貧血[注1)]と溶血性貧血[注2)]によるスポーツ貧血になりやすい。成長期の運動選手では，骨格筋などのからだづくりにも鉄が使われるため，特に欠乏しやすい。

## 1.2 運動時のエネルギー産生

運動時のエネルギー産生はクレアチンリン酸系，解糖系，有酸素系の3種類に分類できる（図8-3）。有酸素運動時には，①筋グリコーゲン，②血糖（血中グルコース），③肝臓のグリコーゲン，④脂肪（遊離脂肪酸）の順でエネルギー産生に利用されるので，日ごろのトレーニングにより筋肉および肝臓の貯蔵グリコーゲン量を多くすることが持久力アップにつながる。

無酸素運動時は瞬間的にエネルギーを生み出す必要があるため，筋肉内の，ATP（アデノシン三リン酸），クレアチンリン酸→筋グリコーゲンの順でエネルギー産生を行う。

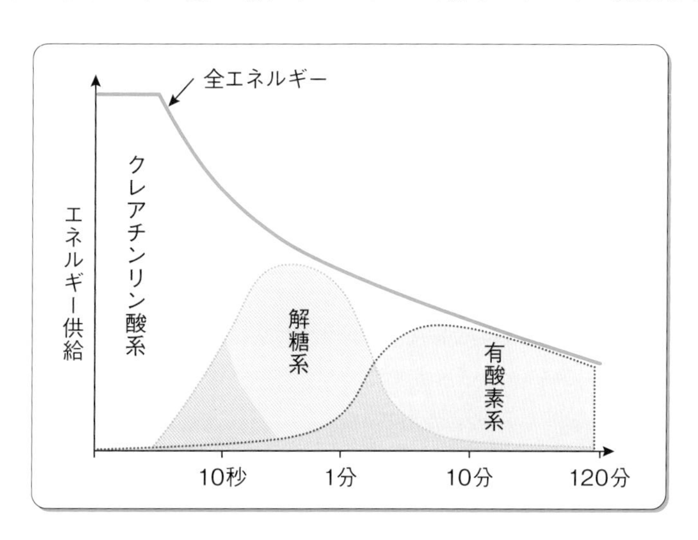


図8-3　有酸素運動時のエネルギー産生

## 1.3 食事のタイミング

運動時には，胃腸の血流量が通常よりも2～3割程度減少することから，消化吸収機能が著しく低くなる。食後すぐに運動すると腹痛が出るのはこのためである。よって，運動時に胃腸に負担がかからないよう，食事は運動の2時間半～3時間前にすませるのが理想である。運動直前には，糖質を中心としたゼリー飲料など消化・吸収の良いものをとることが望ましい。

運動後は，糖質とビタミンCを一緒に摂取すると，貯蔵グリコーゲンが速やかに補給され，疲労回復に効果がある。食品により糖質の吸収速度は異なるため，精製された穀物（白

注1）　汗による鉄の排泄と，ヘモグロビン鉄の需要量増加から，運動時に頻発する。

注2）　足底を堅い地面に強く踏みつける運動により，血管内の赤血球が破壊されて起こる（マラソン，バレーボール，バスケットボール，剣道などでよくみられる）。

米，食パン，うどん）など比較的吸収の速い糖質を，運動直後30分以内にとると効率が良い。また，トレーニング期には運動直後のたんぱく質やアミノ酸摂取が，筋肉のダメージ回復と筋肉肥大に効果的である。

**〈運動食後の補食例〉**

- ビタミンCの含まれるゼリー飲料
- あんぱん＋100%オレンジジュース
- レモンのはちみつ漬け

**コラム　グリセミックインデックス（GI値）**

GI値とは，食品が吸収されて血糖を上昇させるスピードを示す。グルコースを摂取したときの血糖値上昇率を100として表されており，GI値が低い食品ほど糖質の吸収がおだやかで，肥満・糖尿病の予防・改善に効果があると推察されている。運動後は，糖の吸収が速いGI値の高い食品を選択する（表8－1）。

**表8-1　食品のGI値**

| 高GI食品 | GI≧70 | 白米ご飯，食パン，あんぱん，じゃがいも，カステラ，羊羹 |
|---|---|---|
| 中GI食品 | 69≧GI≧56 | うどん，パスタ，バナナ，ぶどう，パイナップル，かぼちゃ |
| 低GI食品 | 55≧GI | そば，玄米ご飯，みかん，りんご，さつまいも |

（Atkinson FS, Foster-PK, Brand-M JC. International Tables of Glycemic Index and Glycemic Load Values; *Diabetes Care* 2008：**31**（12）参照）

# 2．ストレスと栄養

現代人はストレス過多の時代といわれ，国民の47.9%がストレスを抱えているとされている（令和元年国民生活基礎調査）。ストレスに打ち勝つためにはどうしたらいいのか。ストレスによる心身への影響と，ストレスに対抗する栄養成分について学ぶ。

## 2.1　ストレスによる生体変化

ストレスとなる要因はさまざまであるが，いずれも活性酸素の産生，自律神経・ホルモン分泌の乱れが心身に影響を及ぼす（図8－4）。

**自律神経**は，自分の意思とは関係なく**交感神経**と**副交感神経**の二つがバランスを保ち，生体の活動を調整している（図8－5）。交感神経は活動時や昼間に活発になり，副交感神経は心身がリラックスした安静時や夜に活発になる。ストレス時には，交感神経が優位となるため，心拍数，呼吸数，血糖値などを上昇させ緊張状態が起こる。

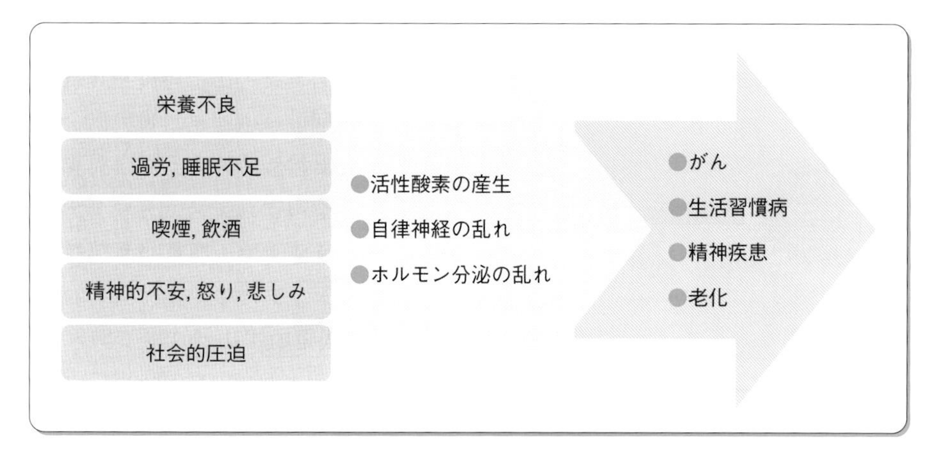


図8-4　ストレスの影響

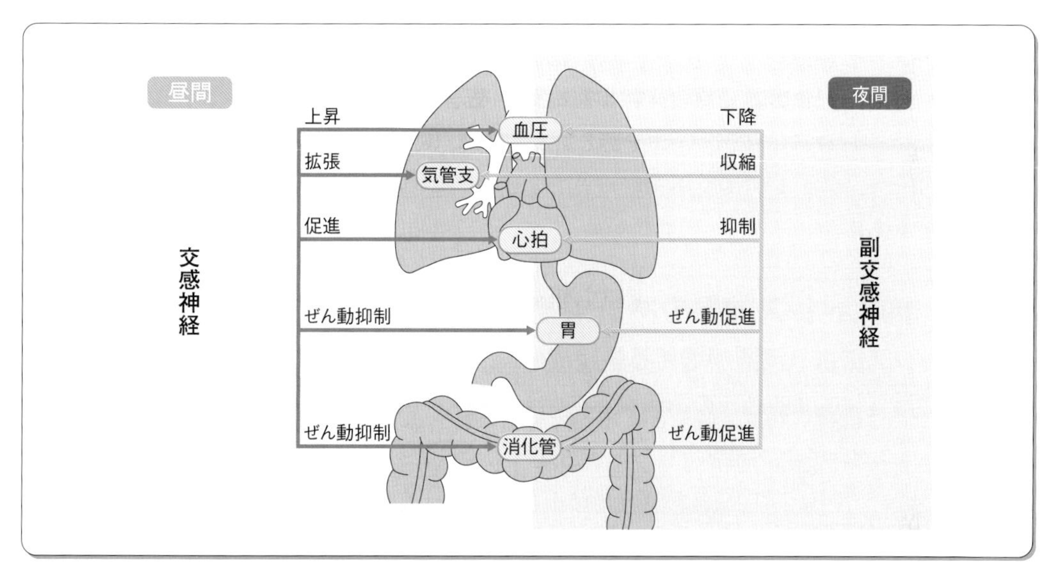


図8-5　交感神経と副交感神経の働き

## 2.2　ストレスと食欲

### (1) 食欲のメカニズム（図8-6）

**1) 第1の食欲（生きるための食欲）**　食欲とは本来，動物が生きるためにエネルギー補給を行うことを目的とし，脳の摂食中枢と満腹中枢が血糖値によりコントロールされている。からだがエネルギー不足となり血糖値が低下すると，摂食中枢が刺激されて空腹感を感じ，食欲が増す。食事により血糖値が上昇すると満腹中枢が刺激され，満腹感を得る。

**2) 第2の食欲（人間らしさの食欲）**　五感（味覚，嗅覚，視覚，聴覚，触覚）の刺激や記憶に影響される食欲であり，人間らしさの食欲ともいわれる。おいしいものを食べたり，その記憶が刺激されると，摂食中枢を刺激する物質（ドーパミン，β-エンドルフィン）が分泌される。これにより，空腹でないにもかかわらず摂食中枢が刺激されて，過食行動を起こす。好きな食べ物の写真を見たり，おいしそうなにおいを嗅ぐことで急に食欲がわいてくるのはこ

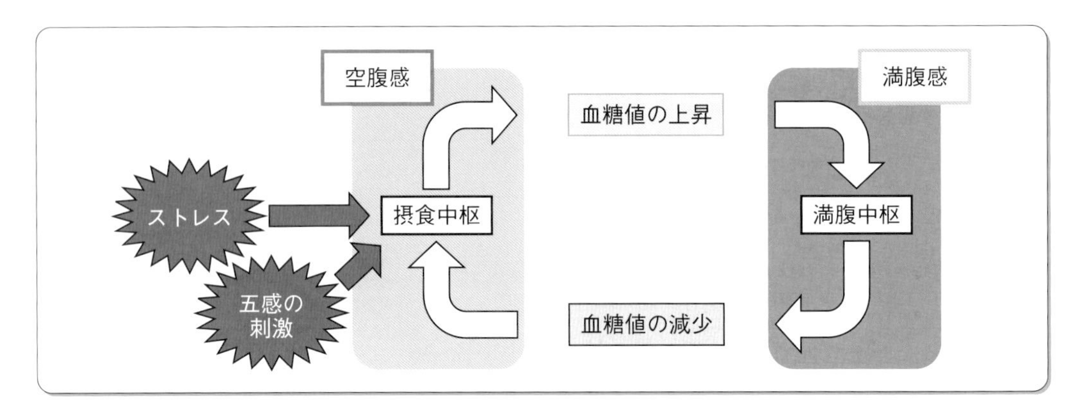


図8-6　食欲のメカニズム

のためである。

### （2）ストレスと食欲

食欲は，ストレスの影響で過食症状や食欲低下を起こしやすい。ストレスにより摂食中枢を刺激する抗ストレスホルモン（ドーパミン，コルチゾール）の分泌が増大すると，過食行動が起こる。一方，ストレスで交感神経優位な状態が続くと，消化機能の低下から食欲不振が起こることもある。

## 2.3　抗ストレス効果のある栄養・食品成分

### （1）ストレスにより需要が増える栄養成分

ストレス時にはエネルギーの消耗が亢進するため，エネルギー代謝の補酵素（第4章，p.43参照）を供給するビタミンB群（ビタミン$B_1$，$B_2$，ナイアシン）の需要が増える。ビタミンB群に加え，ビタミンCやパントテン酸は，ストレスに対抗するために分泌される抗ストレスホルモンの合成に関与する。よって，ストレス時にはこれらビタミンが豊富な食事が求められる。

### （2）抗ストレス効果のある食品と食品成分

**1）牛乳，乳製品**　牛乳，乳製品に含まれるカルシウム，マグネシウムは神経や筋肉の興奮を抑制，調節してストレスを軽減する効果をもつ。牛乳に含まれるミルクペプチドやアミノ酸の一種であるトリプトファンは，抗ストレス効果に加え睡眠を促す神経伝達物質を合成する。よって，ストレス時，就寝前の牛乳は良質な睡眠をもたらす効果もある。

**2）緑　茶**　ストレスによる活性酸素の産生は，動脈硬化の進行（第9章参照）や免疫機能低下，がんの誘発など生活習慣病の引き金となるが，緑茶に含まれるポリフェノールのカテキンの抗酸化作用は，動脈硬化抑制や抗がん作用が認められている。さらに，緑茶に含まれるアミノ酸のテアニンは，月経前症候群（premenstrual syndrome；PMS）の症状改善など，抗ストレス効果をもつ。

**3）GABA（γ-アミノ酪酸）**　抑制性神経伝達物質（アミノ酸）として脳に存在するが，発芽玄米や発酵食品などの食品にも多く含まれる。GABAを食品から摂取することで，脳内の興奮状態が抑制される。特に，精神的なストレスに対する効果が認められている。

# 3. 栄養と免疫

## 3.1 免疫のしくみ

私たちは，細菌やウイルス，ほこりや花粉などたくさんの有害物質（異物）に囲まれて生活をしている。免疫機能は，身体に侵入したウイルスなどの異物を排除するとともに，がん細胞の発生など体内で起きた変異に対しても対抗する。免疫機能の低下は感染症やがんを引き起こすが，一方で，免疫機能が過敏になるとアレルギーの症状が引き起こされる。

**（1）自然免疫と獲得免疫**（図8-7）

免疫機能は，自然免疫と獲得免疫の二つに大別される。

**1）自然免疫**　生まれながらに備わっている防御機構で，体内に侵入した病原体などの異物を排除し生体を守っている。自然免疫で対応しきれない異物に対しては，より強力な獲得免疫が発動されて対抗するしくみをもつ。

**2）獲得免疫**　出生後，生体に侵入した異物と接することで後天的に獲得されていく免疫機能であり，抗原特異的に強力な生体防御を行う。さらに，一度出合った異物に対してはリンパ球が情報を記憶する機能（免疫記憶）をもち，2度目の侵入からは速やかに対応を行うようになる。予防接種は，獲得免疫のしくみを利用したもので，微量の病原菌を体内に注射することで免疫機能を獲得し，感染を予防している。

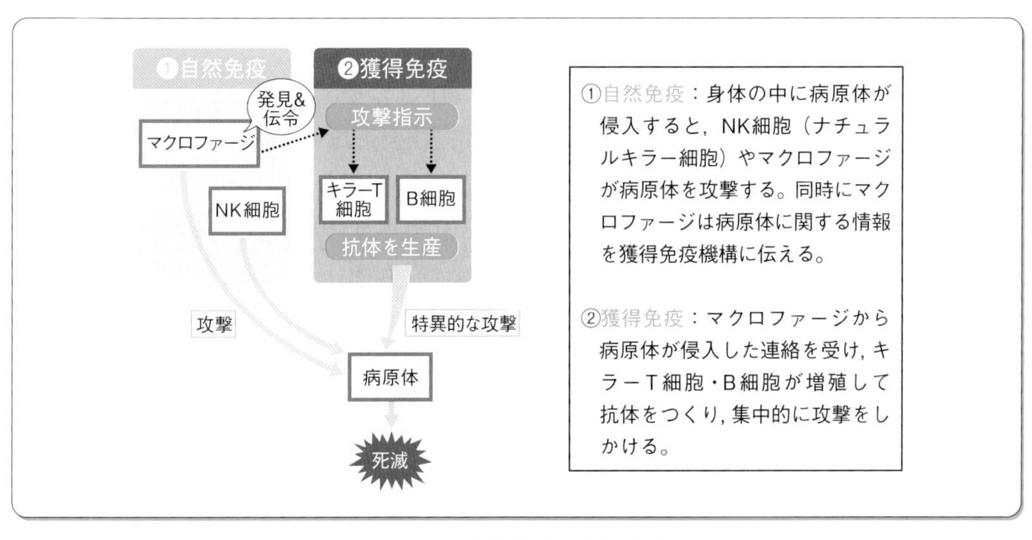


図8-7　自然免疫と獲得免疫

### (2) 腸管免疫系

免疫にかかわる器官は，胸腺，脾臓，リンパ節，扁桃腺，腸管などである（図8-8）。腸管は最も大きな免疫器官であり，全身の免疫細胞の60%が存在する。腸管免疫系では，食品などからだに安全な成分は取り込み，危害を与えるものは排除する経口免疫寛容という特殊なしくみから，栄養吸収と生体防御を行っている（図8-9）。

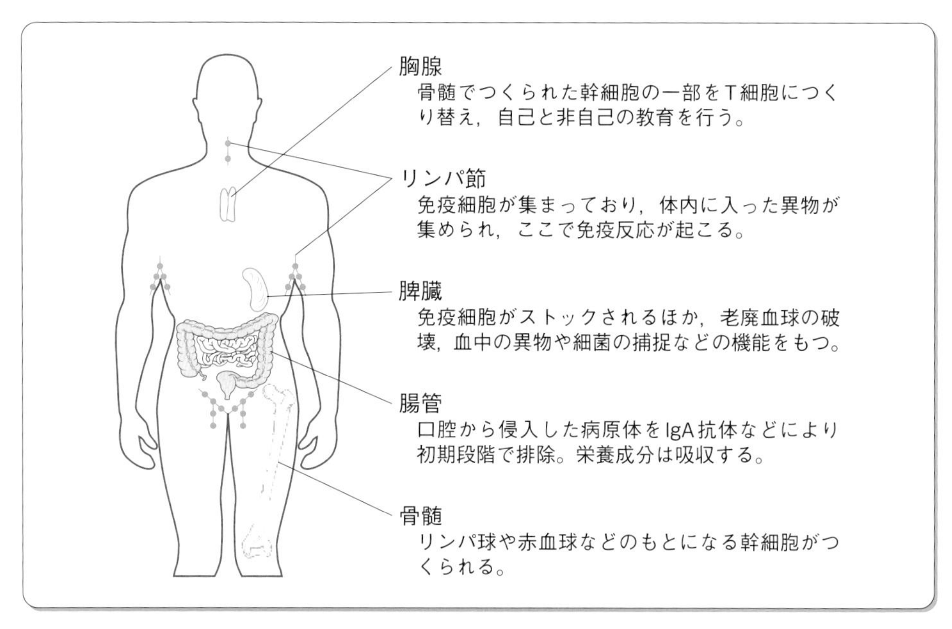


**図8-8　免疫にかかわる器官**

（谷口克：免疫，その驚異のメカニズム，ウェッジ，2000を改変）

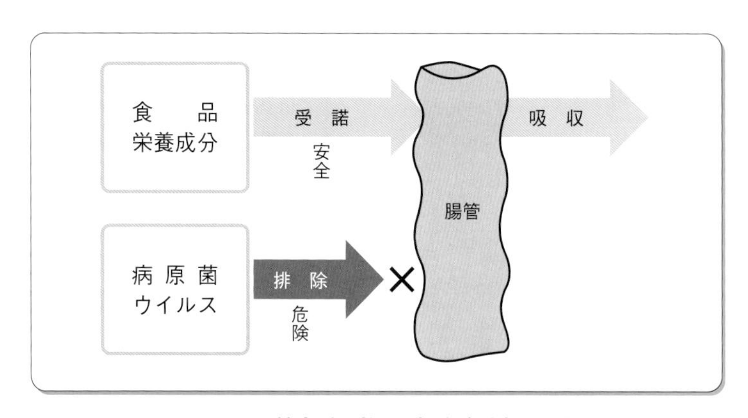


**図8-9　腸管免疫（経口免疫寛容）の働き**

## 3.2 栄養と免疫

免疫機能は，加齢，栄養状態，ストレス，喫煙，飲酒などさまざまな要因により低下する。特に高齢者では，加齢による免疫機能の低下から，肺炎など感染症にかかりやすくなる。

### (1) 栄養不良と免疫

免疫機能は栄養状態と極めて密接に関係している。特に食事によるたんぱく質，エネルギーの摂取不足はPEM（たんぱく質・エネルギー栄養障害）と呼ばれ，免疫機能の低下から感染症を引き起こす。PEMは，従来開発途上国における乳幼児の死亡原因として知られていた。しかし近年は，高齢者でもPEMが多く認められ，加齢による免疫機能低下に拍車をかけることで，感染症の増加・重症化を引き起こす原因となっている。

酸化ストレスによる免疫細胞の傷害によっても，免疫機能は低下するため，抗酸化物質であるビタミンA・C・Eや，抗酸化酵素スーパーオキシドジスムターゼ（SOD）産生に関与する亜鉛，セレンなどの栄養素の欠乏は，免疫機能に支障をきたすことが知られている。

### (2) 食物アレルギーと免疫

食品，ダニ，花粉など，生体に本来は無害な物質に対し，過剰な免疫反応が起こることをアレルギーと呼ぶ（図8-10）。食物アレルギーは，腸管の機能が未発達な乳児に多く発症する。食物アレルギーの発症率は，乳児で5～10%，幼児（保育所児）で約5%であるが，小学生では4.6%と報告されており[1]，成長につれ治まることが多い。主症状はかゆみ，湿疹などのアトピー性皮膚疾患だが，アナフィラキシー症状[注3]により命をおびやかす危険性もある。

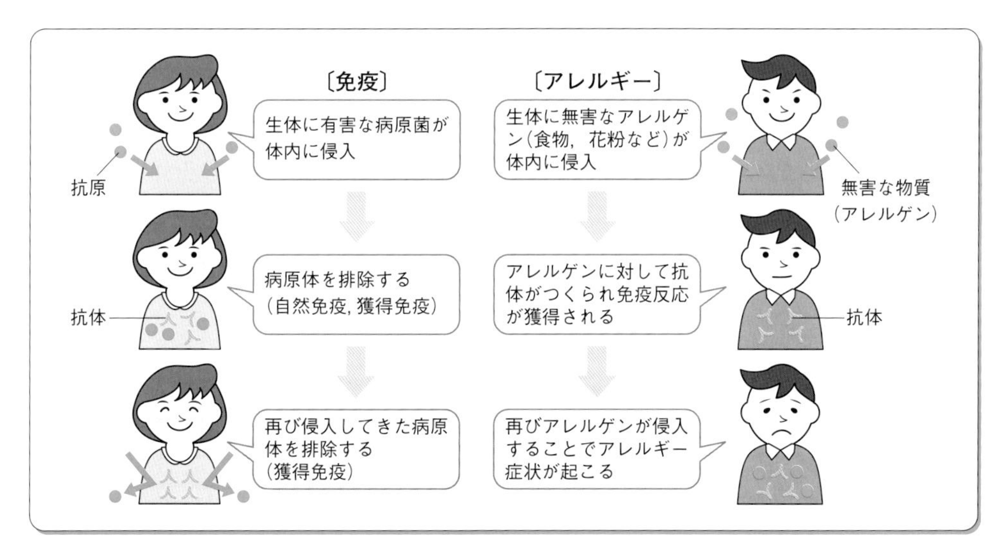


**図8-10 免疫反応とアレルギー反応**

注）抗体の関与する場合を例にあげて説明している。

注3） 食物，薬物，ハチ毒などが原因で起こる即時型アレルギー反応の一つで，皮膚，呼吸器，消化器など全身の多臓器に重篤な症状があらわれる。急激な血圧低下や意識喪失など生命をおびやかす症状を伴うものを，アナフィラキシーショックと呼ぶ。

食物アレルギーの原因食品は，鶏卵，牛乳，小麦の順番に多く，三大アレルゲンとされる（図8-11）。なお加工食品については，アレルギーを起こしやすい食品の表示が義務づけられている（第10章，表10-1参照）。

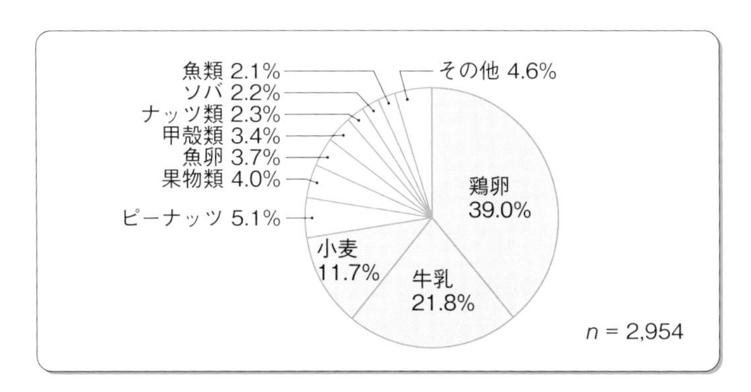


**図8-11　食物アレルギーの原因食品**
（今井孝成ほか：即時型食物アレルギー全国モニタリング調査結果報告．アレルギー，65，942-946，2016より作成）

## コラム　食物アレルギーから始まるアレルギーマーチ

アレルギーは，主に乳幼児に発症する食物アレルギーを起因として，成長とともにアレルギー物質とアレルギーの主症状が変化していくことが多く，この現象を「アレルギーマーチ」（図8-12）と呼ぶ。食物アレルギーによるアトピー性皮膚炎が治まると，ダニによる気管支喘息を発症し，その後アレルギー性鼻炎や花粉症へと進行するというのがよくある例である（図8-13）。

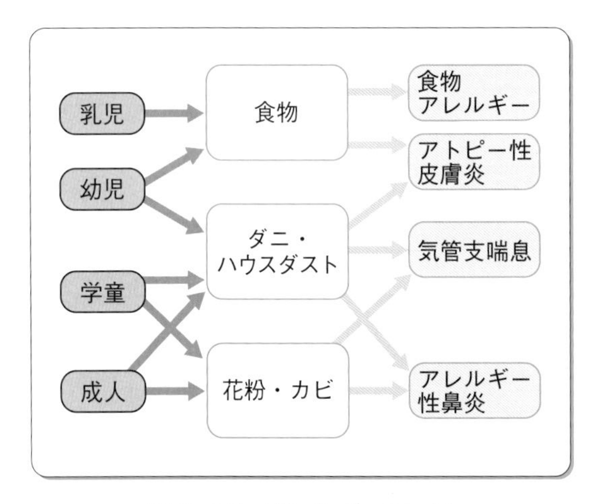


**図8-12　アレルギーマーチ**
（海老澤元宏：最新 食物アレルギー，少年写真新聞社，2001）

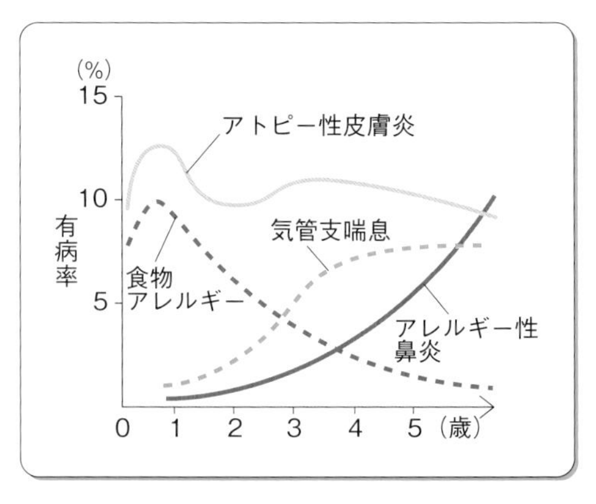


**図8-13　アレルギー性疾患の自然歴**
海老澤元宏：食物アレルギーをどうとらえるか．食物アレルギー（斎藤博久監修・海老澤元宏編集），p.2，診断と治療社，2007）

## 3.3　免疫機能を調節する食品成分

### (1) プロバイオティクス

プロバイオティクス（probiotics）は「腸内細菌のバランスを改善することによりヒトに有益な作用をもたらす生きた微生物」と定義され，代表的なものにヨーグルト等に含まれる乳酸菌やビフィズス菌がある。腸管に生息する100兆個以上の腸内細菌は，腸管免疫系を介し，免疫機能の調節を行っている。プロバイオティクスは善玉菌を増やし，腸内環境改善から免疫機能を調節する（感染症防御，アレルギー抑制）。

また，善玉菌の栄養源となりプロバイオティクスの働きを助ける物質はプレバイオティクスと呼ばれ，代表的なものにオリゴ糖や食物繊維がある。

よって，プロバイオティクスとプレバイオティクスを同時に摂取することで（例：ヨーグルト＋オリゴ糖），免疫機能をより効率的に高める効果がある。

### (2) n-3系不飽和脂肪酸

DHA，IPA（EPA）を代表とするn-3系不飽和脂肪酸（第3章，脂質の項参照）は，過剰な免疫反応を調節することでアレルギー抑制の効果をもつ（図8-14）。

n-3系不飽和脂肪酸を多く含む魚油やえごま油の摂取は，アトピー性皮膚炎や花粉症症状を軽減する効果が認められている。魚や野菜が豊富な和食中心の食生活は，n-3系脂肪酸を多く含むとともに，オリゴ糖や食物繊維も多く，アレルギーの予防・改善に適している。

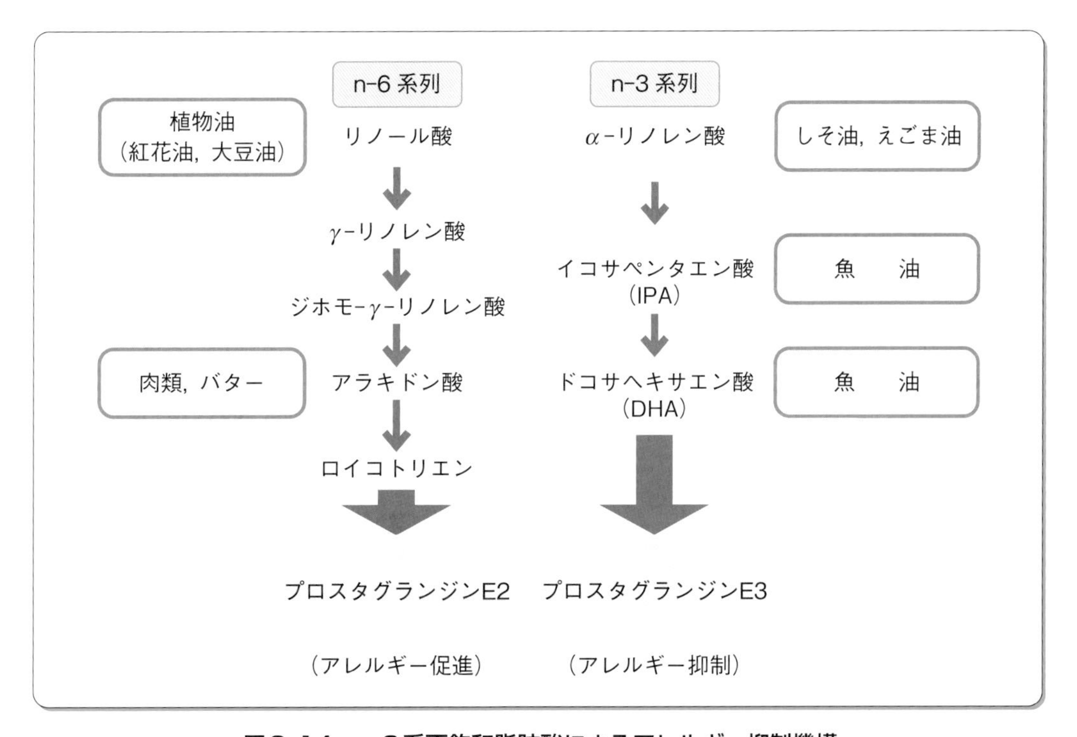


図8-14　n-3系不飽和脂肪酸によるアレルギー抑制機構

## ■引用文献

1）厚生労働省科学研究班による食物アレルギーの栄養食事指導の手引き2017，p.5（2017）

## ■参考文献

・金子佳代子，高田和子：改訂 環境・スポーツ栄養学，建帛社（2010）
・横越英彦監修：抗ストレス食品の開発と展望 Ⅱ，シーエムシー出版（2012）
・厚生労働科学研究班による食物アレルギーの栄養食事指導の手引き2017（2017）
・古賀良彦，高田明和編：脳と栄養ハンドブック，サイエンスフォーラム（2008）

# 第9章 生活習慣病と栄養

現在，日本人の死因の約60％は生活習慣病である。食生活を含めた生活習慣の乱れから，生活習慣病の罹患率は年々増加傾向を示している。生活習慣病は，一度発症すると完治は難しく，さまざまな合併症を引き起こす。よって，健康で豊かな高齢期を迎えるためには，生活習慣病を予防することが重要なポイントとなる。

本章では，生活習慣病について病態や発症原因を解説するとともに，予防するための食生活について学ぶ。

## 1．生活習慣病の概要

生活習慣病は，ふだんの生活習慣（食生活，運動，ストレス，喫煙，飲酒など）が発症や進行に深くかかわる疾病の総称である（図9-1）。世界各国でも同様の概念が用いられており，lifestyle related diseaseと呼ばれる。具体的な疾患としては，肥満，糖尿病，脂質異常症，高血圧，動脈硬化，肝機能障害，骨粗しょう症，がんなどがあげられ，年齢や性別を問わず身近で起こり得る病気として捉えることができる。

いずれの場合も，生活習慣を改善することによって病気の発症・進行を予防できるものである。しかし，多くの生活習慣病は自覚症状なく慢性的に進行するため，気づいた時点では病気が重症化し，完治が困難となる。重複して発症することで，心疾患や脳血管疾患など命をおびやかす重大な病気へ発展することも特徴である（表9-1）。特に，糖尿病，脂質異常症，高血圧は自覚症状がほとんどないまま静かに進行し，突然重症化することから，サイレントキラーとも呼ばれている。

### コラム　成人病と生活習慣病

以前は，動脈硬化，高血圧，脳卒中，心筋梗塞など，中高年以降での発症が多い病気を総称して「成人病」と呼んでいた。しかし，「成人病」の若年化に加え，これら病気の発症原因が加齢や遺伝だけではなく，生活習慣に深くかかわっていることから，1996（平成8）年に当時の厚生省が「生活習慣病」という新たな概念を公表した。

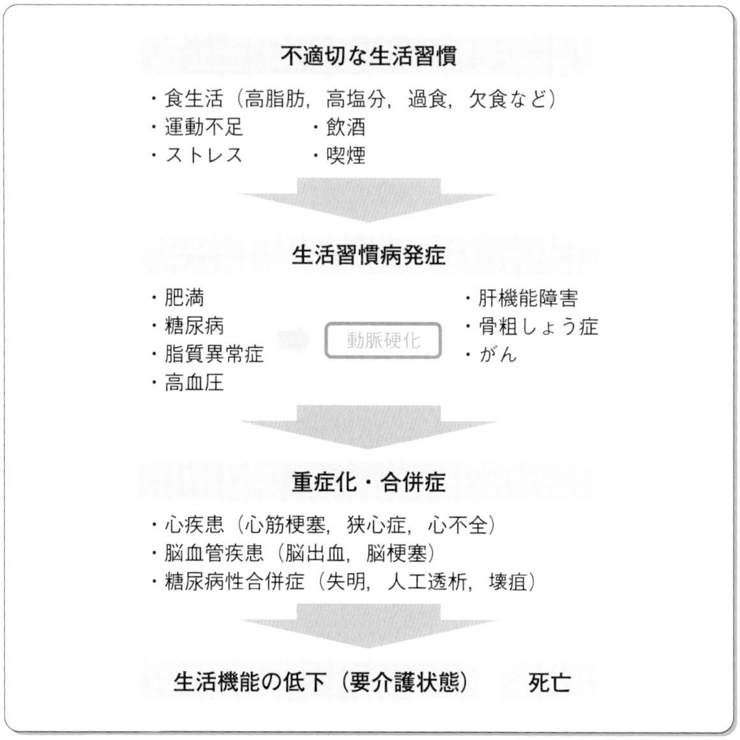

**不適切な生活習慣**

・食生活（高脂肪，高塩分，過食，欠食など）
・運動不足　・飲酒
・ストレス　・喫煙

**生活習慣病発症**

・肥満
・糖尿病
・脂質異常症
・高血圧

動脈硬化

・肝機能障害
・骨粗しょう症
・がん

**重症化・合併症**

・心疾患（心筋梗塞，狭心症，心不全）
・脳血管疾患（脳出血，脳梗塞）
・糖尿病性合併症（失明，人工透析，壊疽）

**生活機能の低下（要介護状態）　死亡**

図9-1　生活習慣病の発症とその後

表9-1　生活習慣病の特徴

| | |
|---|---|
| 1 | 長年の習慣による慢性病である。 |
| 2 | 初期段階には自覚症状がほとんどない。 |
| 3 | 症状がでた時点では病気が重症化している。 |
| 4 | 重複することで重大な病気へ発展する。 |
| 5 | いったん発症すると完治が困難である。 |

# 2．生活習慣病の病態

## 2.1　肥　　満

わが国における成人肥満者[注1)]の人口は，男性では3割，女性では2割を占める（第7章，図7-6参照）。特に男性では，40歳代の中年層で約35%となっている。

肥満は脂肪のつき方により二つのタイプに分類され，内臓まわりに脂肪がつく内臓脂肪型肥満（りんご型）と，下半身の皮下に脂肪がつく皮下脂肪型肥満（洋なし型）がある（図

注1）日本ではBMI≧25を肥満の基準としている（国際的には，WHOのBMI≧30が肥満の基準）。

9-2)。内臓脂肪から分泌されるさまざまな生理活性物質（アディポカイン）は，生活習慣病の進行に関与することから（図9-3），生活習慣病の予防には内臓脂肪型肥満の予防が重要となる。現在は，メタボリックシンドロームの判定基準が示され（第5章参照），内臓脂肪型肥満に加えて，リスク（高血糖，高血圧，高コレステロール）をもつ者に対しては，特定健康診査・特定保健指導[注2]により，生活習慣病の予防対策が行われている。

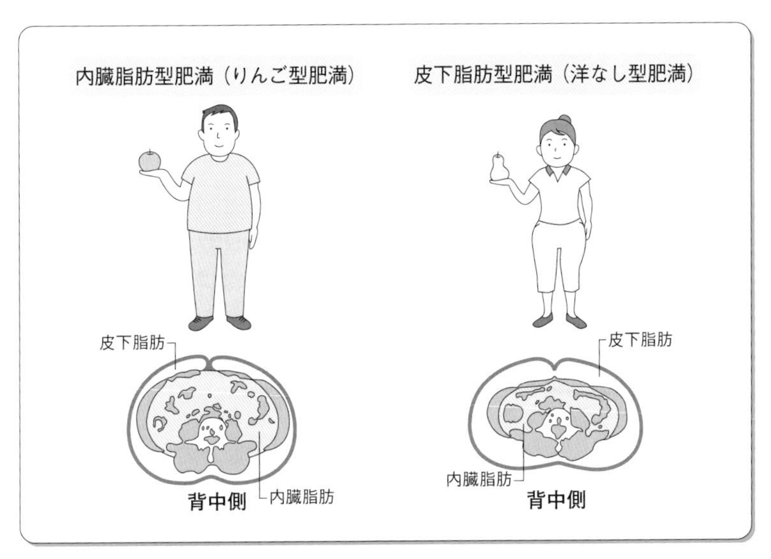


図9-2　内臓脂肪型肥満と皮下脂肪型肥満

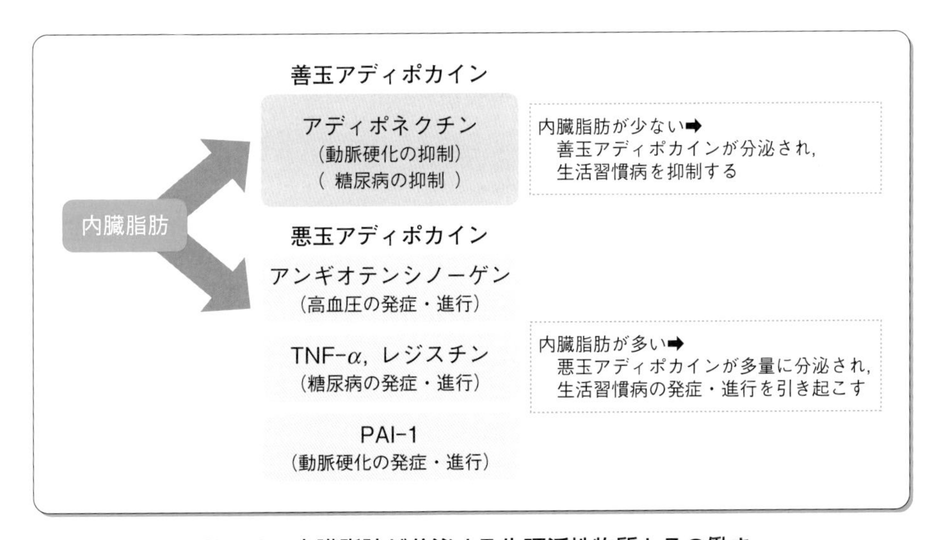


図9-3　内臓脂肪が分泌する生理活性物質とその働き

注2）特定健康診査は，一般には「メタボ健診」とも呼ばれ，生活習慣病の発症を未然に防ぐために，メタボリックシンドロームの該当者や予備軍を検出する健診である。特定保健指導では，検出された該当者に対し生活改善を指導する。生活習慣病が医療費の3割，死亡原因の6割を占める背景のもと，2008（平成20）年4月より40歳以上75歳未満の医療保険加入者を対象に実施が義務づけられた。メタボリックシンドロームの人の医療費は，そうでない人に比べて年間8万～12万円多いことが判明している（厚生労働省2012年発表）。

肥満は，過食，運動不足に加え生活リズムともかかわりがある。食事摂取量が同じでも夜型で睡眠不足の者は肥満になりやすい（図9-5）。よって肥満防止には，食べる内容（What）だけでなく，食べる時間（When）も考慮する必要がある。

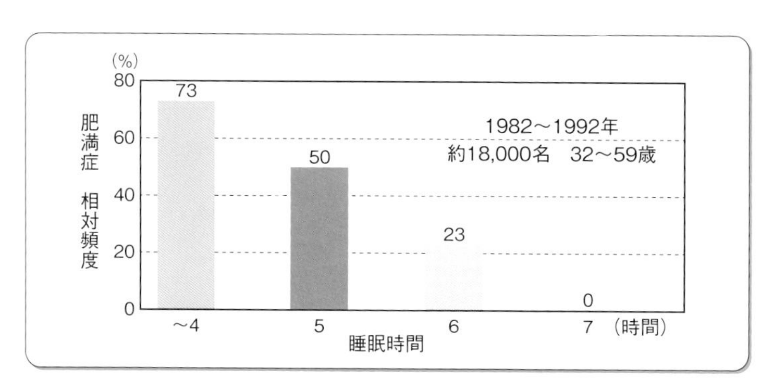


**図9-4 睡眠時間と肥満発症率**

注）睡眠時間が短い人ほど太る傾向が強く，睡眠7時間以上の人たちと比較すると，4時間未満では73％も肥満の危険が増す。

（米コロンビア大学グループ，2004年北米肥満学会）

### コラム 若年女性の思い込み肥満とかくれ肥満

- **思い込み肥満**：日本は，先進国の中でとびぬけて若年女性のやせ人口が多い。やせ志向の蔓延から，自己体型の誤った認識により，やせる必要がないのに体重を減らそうとする若年女性が増加している。特に成長期の過剰なダイエットは，月経異常，骨粗しょう症，不妊症などの健康障害が懸念され，摂食障害に発展する場合もある。自己体型を正しく認識することが重要である。
- **かくれ肥満**：若年女性には，見かけ上は太っておらず，体重は標準であるが，筋肉が少なく体脂肪が多いかくれ肥満者も多い。かくれ肥満では内臓脂肪型肥満が多いため，BMIが標準値範囲内であっても生活習慣病となりやすい。過激な食事制限によるダイエットとリバウンドの繰り返しで起こりやすい。

## 2.2 糖 尿 病

糖尿病とは，膵臓でつくられるインスリン[注3]というホルモンの作用不足により，慢性的に血糖値（血液中のグルコースの濃度）が高くなる病気である。

糖尿病は二つのタイプに分類される。1型糖尿病では膵臓が破壊されることでインスリン

注3） 体内で唯一の血糖を下げるホルモンである。食後に上昇した血中のグルコースを細胞に取り込みエネルギー源としたり，過剰なグルコースを脂肪やグリコーゲンに変えて蓄える働きがある。

分泌が少なくなる。2型糖尿病は遺伝的素因とさまざまな生活習慣（過食，運動不足，肥満，飲酒，ストレス）が重なり合い，インスリンの作用低下や分泌量低下が起こる。生活習慣病とされる糖尿病は2型糖尿病であり，糖尿病全体の95%を占めている。初期に自覚症状はないが，悪化すると多尿，多飲（のどが渇く），体重減少が起こる。

糖尿病で最も怖いのは合併症である。高血糖が長期に続くと血管や神経が障害され，全身に合併症を引き起こす。糖尿病の三大合併症とされる糖尿病性神経障害，糖尿病性網膜症，糖尿病性腎症は，重篤な症状から生活の質を低下させる（表9-2）。

**表9-2　糖尿病の三大合併症の特徴**

| | |
|---|---|
| **神経障害** | 足や手の末梢神経が障害される。悪化によりけがややけどの痛みに気づかず壊疽（えそ）を起こす。足先などを切断する場合もある（糖尿病性壊疽）。 |
| **網膜症** | 目の網膜が障害され視力が弱まる。悪化により失明する。 |
| **腎　症** | 腎臓の機能が低下し尿毒症となる。悪化により透析が必要となる。 |

## 2.3　脂質異常症

脂質異常症は，血液中の特定の脂質（LDL-コレステロール，中性脂肪）が多くなる病気である。HDL-コレステロールが少ない場合も脂質異常症に含まれる。過食や飲みすぎ，内臓脂肪型肥満，運動不足などを原因とし発病する。

脂質は生体機能の維持に必要な成分である。血液中のLDL-コレステロールは，コレステロールを全身に運搬する働きをもつが，過剰になると血管内で活性酸素により酸化されて酸化LDL-コレステロールとなり，動脈硬化を引き起こす（図9-5）。このためLDL-コレステロールは「悪玉コレステロール」とも呼ばれる。HDL-コレステロールは，血管壁に蓄積したコレステロールを回収することから「善玉コレステロール」と呼ばれる。

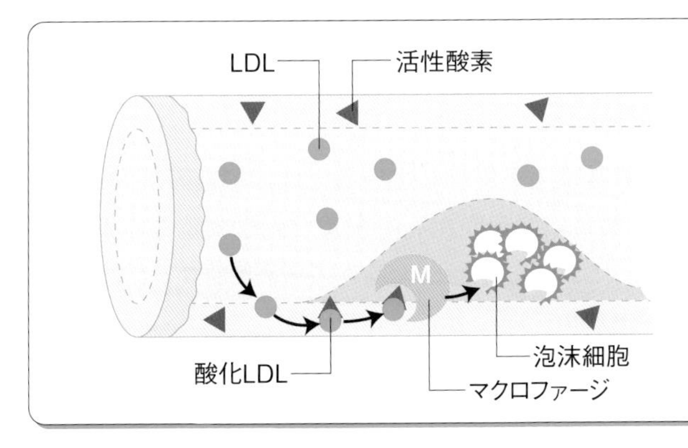


1. 血液中の過剰なLDL-コレステロール（LDL）が，血管壁に入り込む。
2. 血管壁中のLDLは活性酸素により酸化されて酸化LDLとなる。
3. 酸化LDLを異物として取り込んだマクロファージが，泡沫細胞となる。
4. 泡沫細胞が蓄積され血管壁が肥厚し，動脈硬化が起こる。

**図9-5　LDL-コレステロールによる動脈硬化発症のメカニズム**

## 2.4 高　血　圧

高血圧とは，収縮期血圧（最高血圧）と拡張期血圧（最低血圧）のいずれか，もしくは両者が高くなった状態をいう。高血圧が続くと，血液が流れる動脈は圧力に耐えるために動脈壁が厚くなり，動脈硬化が進行する。血圧値の分類を表9-3に示した。

高血圧は日本人にたいへん多い病気で，40～74歳の人のうち男性は約6割，女性は約4割にみられる。高血圧の9割が原因不明の本態性高血圧と呼ばれるもので，塩分の過剰摂取，肥満，ストレスや遺伝的素因と関連がある。

表9-3　成人における血圧値の分類

| 分　類 | | 収縮期血圧 | | 拡張期血圧 |
|---|---|---|---|---|
| 正常域血圧 | 正常血圧 | ＜120 | かつ | ＜80 |
| | 正常高値血圧 | 120～129 | かつ | ＜80 |
| | 高値血圧 | 130～139 | かつ/または | 80～89 |
| 高血圧 | Ⅰ度高血圧 | 140～159 | かつ/または | 90～99 |
| | Ⅱ度高血圧 | 160～179 | かつ/または | 100～109 |
| | Ⅲ度高血圧 | ≧180 | かつ/または | ≧110 |
| | (孤立性)収縮期高血圧 | ≧140 | かつ | ＜90 |

（日本高血圧学会：高血圧治療ガイドライン2019より一部改変）

## 2.5 動 脈 硬 化

動脈は，心臓から送り出される血液を全身に運ぶ血管である。動脈硬化とは，動脈が弾力性や柔軟性を失い，文字通り「動脈が硬くなる」状態をいう。過食，運動不足，喫煙，飲酒，ストレスなどの生活習慣が原因で，高血圧，脂質異常症，糖尿病，肥満などの生活習慣病から起こる。動脈硬化が進行すると，血管内腔は狭くなり，血管がもろく傷つきやすくなることで，心疾患（心肥大，心筋梗塞，心不全）や脳血管疾患（脳梗塞，脳出血）を引き起こす。

## 2.6 がん（悪性新生物）

がんは日本人の死因第1位であり，罹患者数は年々増加している。遺伝的素因が大きいと思われがちであるが，がんの発症は生活習慣との関連が深い。がんで死亡する人の3分の1は食生活を含む生活習慣が関係するといわれている。特に大腸がん（高脂肪食，食物繊維不足），胃がん（塩分過多），肝臓がん（過食，アルコール），食道がん（喫煙，アルコール）は，食生活が発症に大きく影響する。

# 3. 生活習慣病の予防と食生活

## 3.1 健康寿命

日本は世界有数の長寿国である。しかし，誰もが健康的な長寿をまっとうできているわけではない。平均寿命が延びても，健康に自立した生活を送ることが困難な高齢者は増加している。よって，単に長生きするのではなく，健康で質の高い老後を過ごしたいという考え方から，「健康寿命」が重要視されている。健康寿命とは，日常生活を一人で自立して支障なく送れる期間を指す。2016（平成28）年時点で日本人の健康寿命は，男性が72.1歳，女性は74.8歳である。平均寿命（男81.0歳，女87.1歳）との差は男性で9歳，女性では12歳となり，この期間は，治療や介護が必要か，または寝たきりとなる「不健康」な期間を意味する（図9-6）。

健康寿命を延ばすためには，生活習慣病予防が最も重要といえるであろう。以下では，生活習慣病予防のための食生活について，具体的なポイントを述べる。

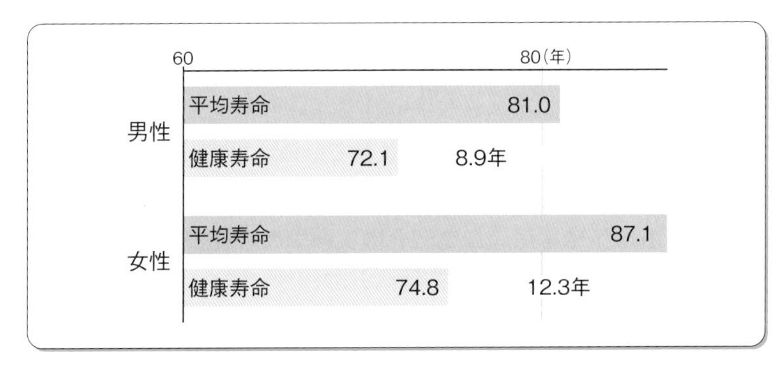


**図9-6 健康寿命と平均寿命（2016年）**

（厚生労働省：第11回健康日本21（第二次）推進専門委員会資料，2018年3月）

## 3.2 生活習慣病予防のための食生活のポイント

生活習慣病を予防するためには，毎日の食生活は重要である（表9-4）。

### （1）1日3食規則正しく食べる

朝昼夕の3食を欠食なく食べることで，食べすぎを防ぐとともに血糖値がコントロールされ，糖尿病など生活習慣病予防につながる。なお，夜食のような深夜の食事は体内で脂肪に合成されやすいので控えたほうが良い。

### （2）適正なエネルギー量の食事

生活習慣病を予防するには，肥満にならないことが基本である。適正な体重を維持し肥満を防止するためには，消費エネルギーに見合ったエネルギーを食事からとること，つまりは食べすぎを防ぐことが大切である。運動により基礎代謝を上げ，消費エネルギーを増やすことも効果がある。食べすぎは体内のコレステロール合成を促進することから，適正なエネルギー量の食事は脂質異常症の予防にもつながる（適正なエネルギー量については，第6章の食事

表9-4　生活習慣病を予防する食生活のポイント

| | |
|---|---|
| 1 | 1日3食規則正しく食べる |
| 2 | 食事はいつも腹八分目にする |
| 3 | 野菜をたっぷりとる（目標1日350 g） |
| 4 | ゆっくりよく噛み，食事に時間をかける |
| 5 | 早寝早起きを心がけ，就寝直前には食べない |
| 6 | 間食（菓子類）を控える |
| 7 | 魚介類・大豆製品を積極的にとる |
| 8 | 塩分を控える |
| 9 | アルコール摂取は適量に |
| 10 | 食物繊維の多い食品の摂取を心がける |

摂取基準の推定エネルギー必要量を参照)。

### (3) バランス良く食べる

主食，主菜，副菜，汁物のような伝統的な日本食の献立が理想的である。主食となるご飯・パン・めん類に加え，副菜となる野菜を多く含むおひたしやサラダなどを毎食加え，主菜となるメイン料理は一食に一皿とすると良い。

野菜は1日350 g以上を摂取することが推奨されている。野菜に多く含まれる食物繊維は，血糖値，血圧，コレステロールの上昇を抑制するため，糖尿病，高血圧，脂質異常症，動脈硬化の予防に効果的である。さらに，野菜に豊富に含まれる抗酸化ビタミンやフィトケミカル[注4)]には，動脈硬化やがんの予防効果が認められている（図9-7）。アメリカ国立がん研究所では，「デザイナーフーズ・ピラミッド」としてがん予防に効果のある食品（主に野菜や果物）をまとめている（図9-8）。

コンビニエンスストアやレストランの料理は野菜不足になりがちで塩分量も多いため，習慣的な外食は控えたほうが良い。

### (4) 減　　塩

食塩に含まれるナトリウムは，血液量を増加させ過剰摂取は高血圧の原因となる。日本人は食塩摂取量が多いことから，高血圧は国民病ともいわれる。減塩は最も効果的な高血圧予防・改善法であり，塩分のとりすぎは，胃がんの危険因子ともなる。そのため成人の摂取する食塩相当量は1日当たり男性7.5 g，女性6.5 g未満を目標とするよう「日本人の食事摂取基準（2020年版）」で示されている。減塩には，酸味，香辛料，だしのうま味などを利用するとよい。食塩を多く含む食品と料理の例を表9-5に示した。

### (5) 動物性脂肪を控える

動物性脂肪（肉，バターなど）に多く含まれる飽和脂肪酸は，脂質異常症を進行させる。魚

注4）　フィトケミカル（phytochemical）は，植物が紫外線などから自分自身を守るためにもつ化学物質。食品の色素，香り，苦味成分となっているものが多い。ヒトが摂取することで抗酸化などの効果をもつ。代表的なものに赤ワインのポリフェノール，トマトのリコピン，とうがらしのカプサイシンなどがある。

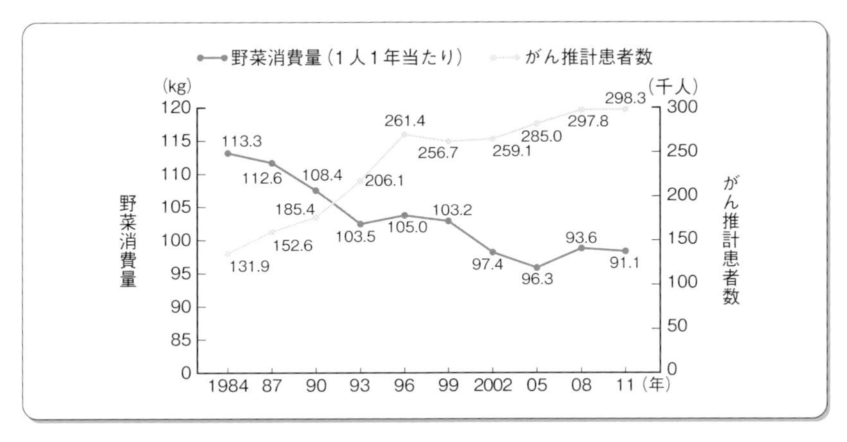


**図9-7　わが国の野菜消費量とがん推計患者数の年次推移**

（農林水産省：平成23年度食料需給表〈野菜消費量〉，厚生労働省：平成23年患者調査〈がん推定患者数〉）

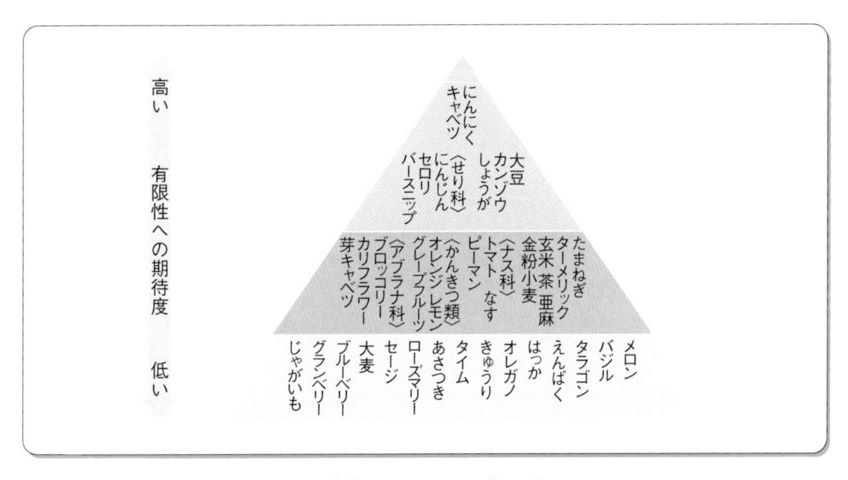


**図9-8　デザイナーフーズ・ピラミッド**

注）野菜・果物40種類を発がん抑制効果に重要度が高い順番に三つのグループに分けたもの。
上部の食品ほど効果が高い。

（アメリカ国立がん研究所，1990）

に含まれる不飽和脂肪酸（IPA，DHA，第3章参照）は血清LDL-コレステロールの抑制効果をもつことから，肉類よりも魚介類や大豆製品を積極的に食べることは，脂質異常症，動脈硬化の予防につながる。

### （6）アルコールを控える

アルコールは，90％が肝臓で分解され脂肪酸を合成する。よって，過飲は脂質異常症，肝機能低下を引き起こす。アルコールは適量（1日当たり20g）をとり，週に1回は休肝日を設け肝臓を休ませると良い（表9-6）。飲酒による食欲増進効果から，食べすぎないよう注意も必要である。

### 表9-5　食品・料理に含まれる塩分量

| 食品の種類 | 塩分量（g） | 料理の種類 | 塩分量（g） |
|---|---|---|---|
| 塩ます1切れ（80 g） | 約4.6 | みそラーメン | 約4 |
| 焼きちくわ1本（100 g） | 約2.4 | カツ丼 | 約6 |
| 梅干し1個（10 g） | 約2 | 天丼 | 約4.5 |
| しらす（半乾燥） | 約0.6 | 握りずし | 約4 |
| バター大さじ1（13 g） | 約0.2 | さんまの塩焼き（しょうゆはかけない） | 約4 |
| プロセスチーズ1切れ（20 g） | 約0.6 | 豚肉のしょうが焼き | 約1.5 |
| ロースハムうす切り1枚（20 g） | 約0.6 | おひたし（かけしょうゆ小さじ2/3含む） | 約3 |
| 焼き豚1切れ（25 g） | 約0.6 | 冷奴（かけしょうゆ小さじ2/3含む） | 約0.5 |
| 食パン1枚（60 g） | 約0.8 | 納豆（しょうゆ小さじ1含む） | 約0.5 |
| だし風味調味料顆粒状1袋 | 約1 | ざるそば | 約6 |
| 固形ブイヨン1個（4 g） | 約2～3 | ラーメン | 約3 |

### 表9-6　アルコール20 g（1日の適量）の目安量

| お酒の種類 | ビール | 日本酒 | ワイン | 焼酎（25度） | ウイスキー |
|---|---|---|---|---|---|
| 量 | 中びん<br>（500 mL） | 1合弱<br>（160 mL） | グラス2杯<br>（200 mL） | 半合強<br>（100 mL） | ダブル1杯<br>（60 mL） |
| エネルギー | 200 kcal | 172 kcal | 146 kcal | 146 kcal | 142 kcal |


■参考文献

・中屋豊：よくわかる栄養学の基本としくみ，秀和システム（2009）

・池本真二，稲山貴代編：食事と健康の科学，建帛社（2006）

# 第10章 現代社会の食と栄養

食品への有害物質混入や食中毒などの食品事故が生じることがあるが，食品は安全であることが大前提である。食の安全が確保されることで，消費者の安心した食生活がある。現代社会では，食品の健康への寄与が期待されており，市場では多くの健康食品や機能性食品が出まわっており，購買にあたっては，消費者の正しい知識と選択が求められている。食の多様化が進行し，家族との共食が減り，孤食・個食，欠食が増えるなど食生活が変化しており，食と栄養の見直しが必要となってきている。

## 1．食品の安全性

### 1.1 食品の安全性確保

食品は，人々が日常的に摂取するものであり，食品の機能である栄養機能（一次機能）と，おいしさの働き（二次機能），生体調整に役立つ機能（三次機能）を期待している。現在の日本では，豊富な種類の食品とその素材が大量に出まわっており，人々は食品を選択するときに，おいしくて品質が高く新鮮なものを求める一方で，取り扱いが簡便で保存性に優れ，安価なものを望んでいる。しかし，食品が「安全」であることは，根底にある大前提である。

最近は，O-157などの腸管出血性大腸菌や黄色ブドウ球菌の毒素による食中毒，BSE（牛海綿状脳症）の発生，食品表示偽装事件，輸入食品の残留農薬の検出，認可されていない食品添加物使用などの問題が生じており，消費者にとって，食品の「安心」が揺らいでいる。

2003（平成15）年に食品安全基本法が公布され，国民の健康保護が重要であるとするこの基本原則と，科学的リスク分析の手法が導入された。食品の中にあって「人間に健康被害を与える物質，あるいは，状態」（ハザード）はどんな食品にも何らかが存在している。そして，「ハザードによって引き起こされる健康被害の起こりやすさと被害の程度」（リスク）を科学的に評価する手法で，食品の安全性を管理している。

### 1.2 食品の有害物質

#### （1）天然の有毒物質（自然毒）

天然の動植物性食品の中には有毒物質（自然毒）を含むものがあり，人は長年にわたる食経験から有毒なものの食用を避けているが，いまだにこれによる食中毒事故は生じている。動物性食品の自然毒には，ふぐ毒，シガテラ魚毒，貝毒などがある。ふぐ毒や貝毒は有害プランクトンから始まる食物連鎖で生物濃縮された外因性成分によるものと考えられている。

植物性食品の自然毒は主に毒きのこによるもので，わが国には約60種の毒きのこがある。

また，じゃがいもの芽部や緑化した部分や青梅などにも有毒物質が含まれため，調理，加工でこれらは除去されている。

食事性アレルギーは，通常の食品を摂取して，頭痛，下痢，発疹などを起こす体質の人の過敏反応の発症をいう。アレルギー反応が強い場合は，全身型の重篤なアレルギー反応（アナフィラキシーショック）を起こし，ときには死に至ることがある。抗原（アレルゲン）を含みアレルギーを発症しやすい食品としては，卵，乳，小麦，そば，落花生，えび，かにの7品目（特定原材料）は食品表示法により表示が義務づけられており，21品目（特定原材料に準ずるもの）は通知による表示をすることが推奨されている（表10－1）。

**表10-1　アレルギー表示される食品の原材料**　（2019年改定）

| 特定原材料（必ず表示される7品目） | 特定原材料に準ずるもの（表示が推奨されている21品目） |
|---|---|
| 卵，乳，小麦，そば，落花生，えび，かに | アーモンド，あわび，いか，いくら，オレンジ，カシューナッツ，キウイフルーツ，牛肉，くるみ，ごま，さけ，さば，大豆，鶏肉，バナナ，豚肉，まつたけ，もも，やまいも，りんご，ゼラチン |

食品の有毒物質による食中毒は，有害微生物によることが多い。食品は，生産から調理，加工に至るまでのすべての過程でこれらに汚染する可能性がある。食中毒微生物は細菌，ウイルス，原虫に大別され，細菌ではサルモネラ属菌，ブドウ球菌，腸炎ビブリオ，病原大腸菌，ウェルシュ菌，セレウス菌，カンピロバクターなどが，ウイルスではノロウイルスなどが，原虫ではクリプトスポリジウムなどが食中毒の原因となる。

大腸菌は，ヒトや動物の腸内や土壌などに広く分布しており，通常病原性はないが，一部の病原大腸菌は食中毒の原因となる。その中の腸管出血性大腸菌（例えば，O-157など）はベロ毒素を産生し，激しい腹痛，水様性の下痢，血便の症状を起こす。これは，糞便等により二次汚染された食品や飲料水が原因であり，食品の加熱（食品中心部が75℃，1分間以上の加熱）を十分に行うなどで殺菌ができる。

ノロウイルスは，幼児から成人に至る広い範囲の年齢層に感染する。かきなどの二枚貝類が原因になることが多いが，最近の事例の多くはヒトからヒトへの二次感染であり，食中毒の事件後にヒトの手などを介して伝播することで患者数が急増する場合があり，食中毒が起きた場合は衛生的な取り扱いを徹底し，二次感染を防止する必要がある。

### （2）外部からの汚染

食品が有害化学物質で汚染され，食中毒が生じる場合もある。工場廃液として海水に排出された微量のメチル水銀が魚介類で生物濃縮され，これをヒトが摂取して水俣病が発生した。亜鉛銅山から流出したカドミウムが河川と水田を汚染し，農産物の米に移行してイタイイタイ病の原因になった。また，粉乳にヒ素が混入して大規模食中毒が発生したことがあった。

内分泌かく乱物質（環境ホルモン）は，本来ならからだの中で必要に応じてつくられるホルモンと同じような作用をしたり，ホルモンの作用を妨害したりして，正常なホルモンの働きを狂わせる化学物質のことをいう。環境省は，内分泌かく乱物質の疑いがある物質として

67物質群をあげており，DDTなどの農薬，PCB（ポリ塩化ビフェニル）類，ダイオキシン類，ビスフェノールAなど，食品汚染につながる物質がある。

カビの二次代謝副産物でヒトや動物に毒性を示す物質をカビ毒（マイコトキシン）と総称する。その中でアフラトキシンは天然毒素の中で最も発がん性が高い物質であり，種実や豆類などで発生事例がある。

牛のBSE（牛海綿状脳症）は，異常プリオン（宿主に存在する正常プリオンたんぱく質の高次構造が変化したもの）が原因とされている。BSEプリオンが動物種の壁を超えて，ヒトの変異型クロイツフェルト・ヤコブ病を発症する危険性が指摘された。

食品の加工・保存・調理過程では有害物質を生じることもある。油脂が酸化することによって生成する脂質過酸化物は有害物質であり，油脂を多く含む食品の長期保存には酸素の遮断，抗酸化剤の添加など進行を抑える工夫が必要である。また，アミノ酸やたんぱく質の加熱分解物などは変異原性物質と呼ばれる有害物質があり，焼魚や焼肉を過度に加熱し焦げをつくると生じるおそれがあるので，過剰な加熱は避ける注意が必要である。

### 1.3 食品の安全性と食生活

食品の安全性について，現在は食品情報，健康情報が氾濫している状況である。有毒な動植物性食品の摂取を避けることは当然であるが，個々の食品が健康や病気に及ぼす影響を過大に信じず，適正に判断できるような正しい知識をつけることが大切である。

食育は，食に関する適切な判断力を養い，健全な食生活を実現することにより，心身の健康と豊かな人間形成に資することを目的にしている。食育基本法が施行され（2005（平成17）年），家庭，学校，職場，地域などさまざまな分野で食育の取り組みが行われている。食育の一環として食品の安全性に関する正しい知識と情報提供，意見交換が重要である。

わが国は輸入食品が多く，これらの安全性の管理が重要である。輸入食品への対応のためには，国際的な安全基準を整合化し，関連する情報を公開し，消費者の判断に役立つ食品表示をすることが必要である。こうした背景から，食品添加物，遺伝子組換え食品，アレルギー性食品の原材料は，食品衛生法，食品表示法などの法律に従って表示がなされている。そして，衛生管理手法としてHACCP（危害分析重要管理点）システム，一般的衛生管理プログラムについて正しい理解と適用が求められている。

食品の安全・安心といわれるが，両者は次元の異なる問題であり，安全は科学的に対応でき，一方，安心は安全を前提とし，信頼がなければ確保できない。事業者は消費者の信頼を確保するために，コンプライアンス（法令順守）の経営を推進することが大切である。

## 2. 機能性食品とサプリメント

### 2.1 機能性食品

食品の機能には，一次機能（栄養機能），二次機能（おいしさ，嗜好（しこう）にかかわる機能），三次機能（生体調節機能）があるが，機能性食品は，食品の三次機能である生体調節作用に焦点をあてた食品であり，健康増進への寄与が期待されている。

ただし，私たちの食生活は，健康を基本的に支えている一次機能と，食生活を豊かなものにする二次機能が満たされたうえで三次機能を考えるべきであろう。三次機能のみに注目し，一次機能，二次機能を軽視するべきではなく，特に，一次機能の栄養面が整わない状態では，機能性成分の三次機能の発揮は期待できない。

機能性食品は，食品がもっていた機能を再発見し，これらに含まれる機能性成分を強化した食品であり，健康増進や生活習慣病予防にかかわる食品でもある。機能性成分として，オリゴ糖（整腸作用），糖アルコール（低カロリー），食物繊維（整腸作用，血糖値上昇抑制など），ペプチド（血圧上昇抑制，脂質代謝促進），ポリフェノール（抗酸化作用など）などの生体調節作用が示されており，これら成分を高濃度にして強化した食品が開発されている。

## 2.2 保健機能食品

健康食品と呼ばれるものについては，法律上の定義はなく，広く健康の保持・増進に資する食品として販売・利用されるもの全般を指している。そのうち，国の制度としては，国が定めた安全性や有効性に関する基準等を満たした「保健機能食品制度」がある。保健機能食品制度は，「おなかの調子を整えます」「脂肪の吸収をおだやかにします」など，特定の保健の目的が期待できる（健康の維持および増進に役立つ）食品の場合にはその機能について，また，国の定めた栄養成分については，一定の基準を満たす場合にその栄養成分の機能を表示することができる制度である。保健機能食品は，食品の目的や機能等の違いにより，「特定保健用食品」，「栄養機能食品」，「機能性表示食品」に分けられる（図10－1，図10－2）。

### （1）栄養機能食品

栄養機能食品は，身体の健全な成長，発達，健康維持に必要なミネラル，ビタミンといった栄養成分の補給や補完を目的とした食品である。高齢化や食生活の乱れにより，通常の食生活を行うことが難しく，1日に必要な栄養成分をとれない場合に利用されている。これは，通常の食品形態ではない錠剤やカプセルなどが多く，1日当たりの摂取目安量に含まれる栄養成分量が基準値を満たしていれば，国への申請や届出などの手続きをすることなく，栄養機能食品と称して自由に製造・販売することができる（自己認証制）。

この食品に使用できる栄養成分は，食品に本来含まれている成分であること，さらに，人体で利用可能なものであることを基準に選定され，ミネラル6種類（亜鉛，カルシウム，カリウム，鉄，銅，マグネシウム），ビタミン13種類（ナイアシン，パントテン酸，ビオチン，ビタミンA，$B_1$，$B_2$，$B_6$，$B_{12}$，C，D，E，K，葉酸），n－3系脂肪酸の20成分である。これら栄養成分の栄養機能を食品に表示することができ，その内容は食品表示法により定められている。

例えば，カルシウムについては，「カルシウムは，骨や歯の形成に必要な栄養素です」，ビタミンCについては，「ビタミンCは，皮膚や粘膜の健康維持を助けるとともに，抗酸化作用をもつ栄養素です」である。

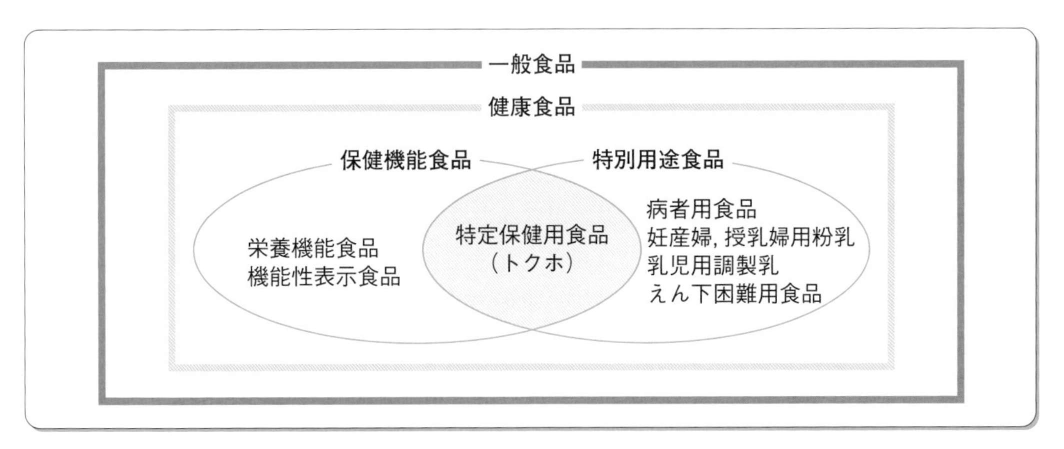


図10-1　一般食品，健康食品，保健機能食品，特別用途食品の分類

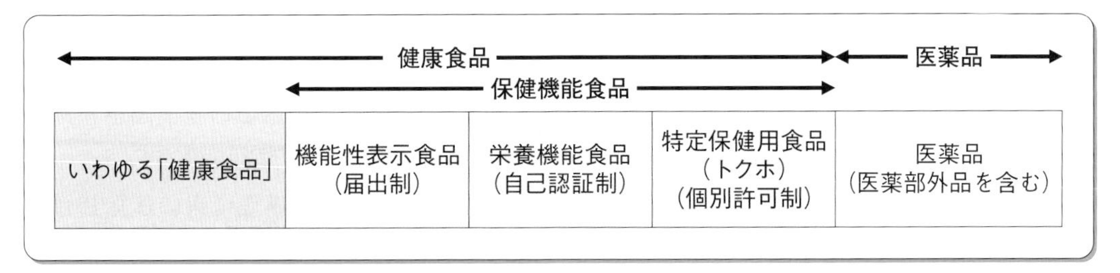


図10-2　保健機能食品（機能性表示食品，栄養機能食品，特定保健用食品（トクホ））

### （2）特定保健用食品（トクホ）

特定保健用食品（トクホ）は，生体調節作用の機能性成分（食品の三次機能）を含み，摂取することにより，健康の保持・増進や特定の保健目的に効果が期待される食品である。食生活に起因する生活習慣病になる前の半健康状態のときに，食生活を改善して病状の発生を防ぐために利用される食品ということもできる。個別に，生理的機能や特定の保健機能が示す有効性や安全性などに関する国の審査を受け，行政によって許可・承認を受ける（個別許可型）。

特定保健用食品の許可（承認）を受けるためには，次の条件が必要である。ヒト試験に基づく有効性の科学的根拠を明らかにしている，食経験も踏まえて安全性試験を実施してヒトでの安全性が確認されている，機能性成分の定量的な把握ができているなどである。機能性成分の例として，血圧が高めの人に適する食品では，ラクトトリペプチド，ごまペプチド，カツオ節オリゴペプチドがある。食品形態をなしているものが多いが，錠剤やカプセルなどの形態も審査対象になっている。多くの特定保健用食品が開発され，販売されている（認可1,074品目，2020年10月現在）。なお，特定保健用食品は特別用途食品の一つでもある。

特定保健用食品として許可（承認）された商品には，食品衛生法や健康増進法などで規定されている表示事項の記載および国が許可（承認）したことを示すマーク（通称，人間マーク）をつけることが規定されている（図10-3）。そして，食生活において特定の保健の目的で使用する人に対し，その保健の目的が期待できる旨の表示ができる（保健用途の表示）。例えば，機能性成分のキシリトールを含む食品では，「虫歯の原因になりにくい食品です」，機能性成分のラクトトリペプチドを含む食品では，「血圧が高めの方に適する食品です」である。

### （3）機能性表示食品

機能性表示食品は，事業者の責任において，科学的根拠に基づいた機能性を表示した食品である。販売前に安全性および機能性の根拠に関する情報などが消費者庁長官へ届け出られたものである（届出制）。ただし，特定保健用食品とは異なり，消費者庁長官の個別の許可を受けたものではない。特徴としては，①疾病に罹患していない人（未成年者，妊産婦（妊娠を計画している方を含む）および授乳婦を除く）を対象にした食品である。②生鮮食品を含め，すべての食品（一部除く）が対象となっている。③安全性および機能性の根拠に関する情報，健康被害の情報収集体制など必要な事項が，商品の販売前に事業者より消費者庁長官に届け出られる。④特定保健用食品とは異なり，国が安全性と機能性の審査を行っていない。⑤届け出られた情報は消費者庁のウェブサイトで公開される。

## 2.3　特別用途食品

特別用途食品は，健康増進法に基づき，乳児用，妊産婦用，病者用などの特別の用途に適するという表示を，行政が承認した食品のことである。健康なからだが生活習慣病などの慢性疾患となる過程は，多くの場合，健康な状態から半健康な状態を経て疾病に移行していく。まだ病気ではないが，そのままでは病気になる可能性が高い半健康の人から病人に及ぶ広範な対象に向けた食品である。病者用食品，妊産婦・授乳婦用粉乳，乳児用調製粉乳・乳児用調整液状乳，えん下困難者用食品（とろみ調整用食品を含む），また，前述の特定保健用食品（トクホ）がある（図10－1）。一部の病者用食品と特定保健用食品は個別認可型であるが，ほかは規格基準型である。許可を受けた特別用途食品には，国が認可したことを示すマーク（通称，人形マーク）をつけ，区分の部分には当該する特別の用途を記載する（図10－4）。

## 2.4　健 康 食 品

食品とは，「医薬品，医療機器等の品質，有効性及び安全性の確保等に関する法律」（薬機法）で規定されている医薬品および医薬部外品以外のすべての飲食品のことである。このうち，ふつうの食品よりも健康に良いとして販売される食品が健康食品である。健康の保持・増進に役立つものであると機能が宣伝され販売，利用されている。これらは，保健機能食品，特別用途食品以外の機能性食品であり，行政から認められていない，たとえ科学的根拠が十分であっても国に未申請，または未許可のもの，また，科学的根拠がヒトで実証されていないもの，あるいは有効性が経験談のみに基づいているものなどである（図10－1）。

国民の健康志向が高まり，健康を維持するために食品に対する意識が変化し，食事バランスの基礎をなす主食，主菜，副菜のほかに，より健康に良いといわれているものや，何らかの付加価値があるものが求められるようになってきた。このような状況の中，国民のニーズを捉えた健康食品は，着実に人々の食生活に浸透してきている。一方で健康食品は，医薬品でしか使うことのできない成分が入ったものが流通したり，不適正な販売方法をめぐるトラブルが多発するなどの問題点を抱えているのも事実である。そこで，消費者が適切な健康食

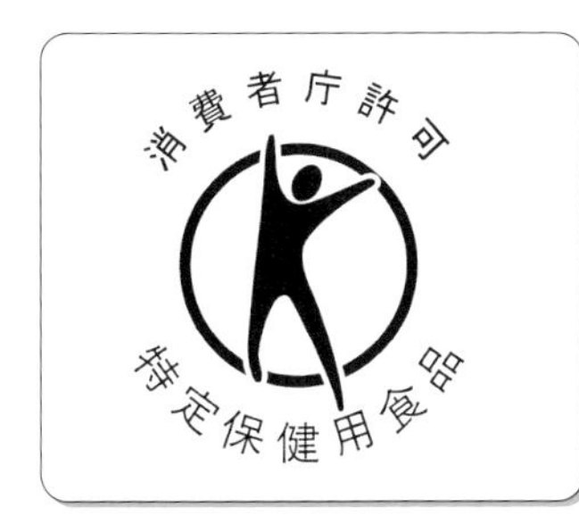


図10-3　特定保健用食品の許可証票

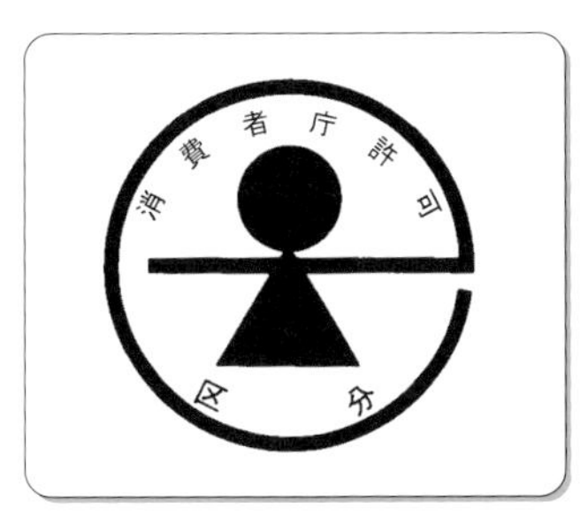


図10-4　特別用途食品の許可証票

注）区分欄には，病者用食品，妊産婦用食品，乳児用食品等の当該特別の用途を記載する

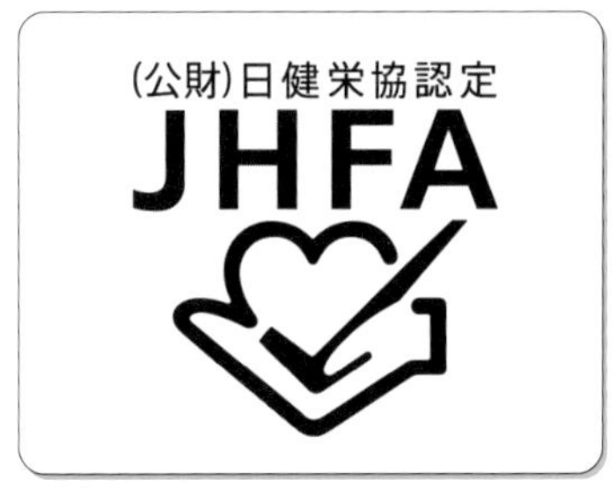


図10-5　日本健康・栄養食品協会の自主認定マーク（JHFAマーク）

品を選択できるようにすることを目的に，国の認可を受けた公益財団法人である日本健康・栄養食品協会が，健康食品の種類ごとに独自の基準を設けて審査を行い，規格基準に適合した製品に対してのみ，協会の自主認定マーク（JHFA）の表示を認可している（図10－5）。これは，健康食品の品質などを判断するために重要な情報になる。

### 2.5　栄養補助食品（サプリメント）

日本では高齢社会の進展に伴って健康に対する関心が高まり，食品に求められる機能が多様化してきている。また，食品と医薬品の区分が見直され，ビタミンやミネラルなど，特定の保健機能を有する成分を摂取することを目的とした錠剤やカプセルなど薬剤様の形状のものも食品として流通，販売されるようになってきた。

健康食品のうち，このような薬剤様の形状をしているものが一般に，栄養補助食品（dietary supplement，サプリメント）と呼ばれている。そのうち，国が定めたビタミン，ミネラルの栄養成分に関し，基準含量を満たしたものが前述した栄養機能食品として販売されている。

## 3．食生活の多様化

### 3.1　家族と共食，孤食・個食，欠食

#### （1）共食，孤食・個食

近年日本では，核家族化，生活の効率化，女性の社会活動の増加など，家庭の環境が大きく変わり，食生活にも大きな影響を与えている。以前のように，毎日時間をかけて料理をつくり，家族全員がそろって食卓を囲んで同じ料理の食事をすることは困難になってきている。

全国の18歳未満の児童のいる世帯を対象として，「一週間のうち，家族そろって一緒に食事（朝食及び夕食）をする日数」の調査結果がある（図10－6）。「毎日」家族そろって一緒に食事をする家庭が25％前後あるが，朝食では「ほとんどない」項目が最も多かった。

食事を一人で食べる頻度の調査（農林水産省，2020年）では，1日のすべての食事を一人で食べることがあるか聞いたところ，「ほとんどない」と回答した人が65.5％，「週に1日程度

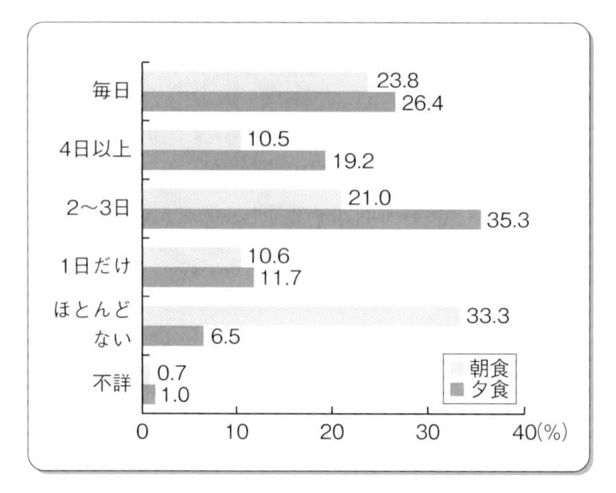


**図10-6　一週間のうち，家族そろって一緒に食事（朝食及び夕食）をする日数**
（厚生労働省：平成26年度 全国家庭児童調査結果，2014）

ある」が6.1％，「週に2〜3日ある」が9.5％，「週に4〜5日ある」が5.1％，「ほとんど毎日」が13.7％となっている（図10-7）。一人で食べる頻度について，性・年齢別に見ると，男性の20歳代では「ほとんどない」と回答した人の割合がおよそ4割と低く，「ほとんど毎日」と回答した人は男性の20歳代と女性の70歳以上で2割台と高かった。

食生活スタイルが変化し，家族がそろって同じ料理の食事をすること（共食）が減ってきており，一人か，家族の一部とともに食事をしていると思われる。家族の一人ひとりが別々の食事時間に別々の食事をとる孤食や，家族そろって食事をするときも一人ひとりが別々の食物を食べる個食も考えられる。食事は栄養の摂取だけでなく，食事を通じての家族との心の触れ合いの場でもあるため，この食生活スタイルについて改善努力の必要があると思われる。

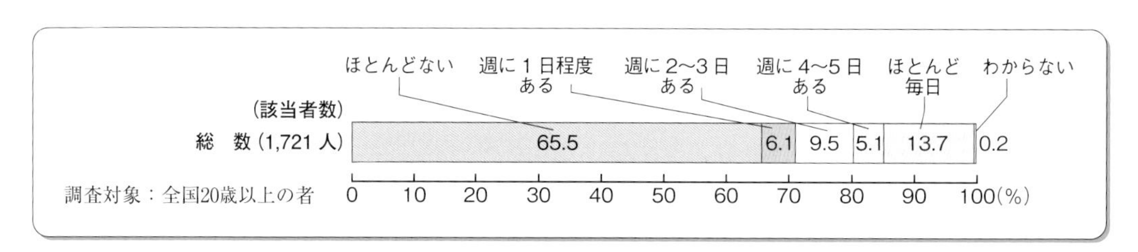


**図10-7　食事を一人で食べる頻度**
（農林水産省：食育に関する意識調査　2020年3月）

## （2）朝食の欠食

朝食に関する調査（表10-2，図10-8）では，朝食の欠食率は男性15.0％，女性10.2％であった（2017年）。朝食の欠食とは，食事をしなかった場合，錠剤などによる栄養素の補給，栄養ドリンクのみの場合，菓子，果物，乳製品，嗜好飲料などの食品のみの場合の合計である。年齢階級別にみると，男女ともにその割合は20歳代で最も高く，それぞれ男性30.6％，女性23.6％であった（2017年）。若年成人には，朝食を摂取するという食生活の見直しが必要である。

朝食の欠食は，午前中の体調と脳の活動力に大きく影響するといわれている。朝食をしっかりとると低めとなっていた血糖値や体温が上昇する。血糖値の上昇は，午前中の脳の活動のためのエネルギーを十分に供給している。欠食によって脳は低エネルギーのままであり，体温は低く，さらに，精神的な不安定も生じるという。また，脳の活性化のためにはたんぱく質の摂取も必要で，朝食に卵，肉製品，乳製品，大豆製品，焼魚など良質のたんぱく質をエネルギー源とともに食べることが望ましいといわれている。

**表10-2　朝食欠食率の年次推移（20歳以上，性・年齢階級別）（2007～2017年）**　（%）

| | 年 | 2007 | 2008 | 2009 | 2010 | 2011 | 2012 | 2013 | 2014 | 2015 | 2016 | 2017 |
|---|---|---|---|---|---|---|---|---|---|---|---|---|
| 男性 | 総数 | 14.7 | 15.8 | 15.5 | 15.2 | 16.1 | 14.2 | 14.4 | 14.3 | 14.3 | 15.4 | 15.0 |
| | 20～29歳 | 28.6 | 30.0 | 33.0 | 29.7 | 34.1 | 29.5 | 30.0 | 37.0 | 24.0 | 37.4 | 30.6 |
| | 30～39歳 | 30.2 | 27.7 | 29.2 | 27.0 | 31.5 | 25.8 | 26.4 | 29.3 | 25.6 | 26.5 | 23.3 |
| | 40～49歳 | 17.9 | 25.7 | 19.3 | 20.5 | 23.5 | 19.6 | 21.1 | 21.9 | 23.8 | 25.6 | 25.8 |
| | 50～59歳 | 11.8 | 15.1 | 12.4 | 13.7 | 15.0 | 13.1 | 17.8 | 13.4 | 16.4 | 18.0 | 19.4 |
| | 60～69歳 | 7.4 | 8.1 | 9.1 | 9.2 | 6.3 | 7.9 | 6.6 | 8.5 | 8.0 | 6.7 | 7.6 |
| | 70歳以上 | 3.4 | 4.6 | 4.9 | 4.2 | 3.7 | 3.9 | 4.1 | 3.2 | 4.2 | 3.3 | 3.4 |
| 女性 | 総数 | 10.5 | 12.8 | 10.9 | 10.9 | 11.9 | 9.7 | 9.8 | 10.5 | 10.1 | 10.7 | 10.2 |
| | 20～29歳 | 24.9 | 26.2 | 23.2 | 28.6 | 28.8 | 22.1 | 25.4 | 23.5 | 25.3 | 23.1 | 23.6 |
| | 30～39歳 | 16.3 | 21.7 | 18.1 | 15.1 | 18.1 | 14.8 | 13.6 | 18.3 | 14.4 | 19.5 | 15.1 |
| | 40～49歳 | 12.8 | 14.8 | 12.1 | 15.2 | 16.0 | 12.1 | 12.2 | 13.5 | 13.7 | 14.9 | 15.3 |
| | 50～59歳 | 9.7 | 13.4 | 10.6 | 10.4 | 11.2 | 9.2 | 13.8 | 10.7 | 11.8 | 11.8 | 11.4 |
| | 60～69歳 | 5.1 | 8.6 | 7.2 | 5.4 | 7.6 | 6.5 | 5.2 | 7.4 | 6.7 | 6.3 | 8.1 |
| | 70歳以上 | 3.8 | 5.2 | 4.7 | 4.6 | 3.8 | 3.6 | 3.8 | 4.4 | 3.8 | 4.1 | 3.7 |

（厚生労働省：平成29年国民健康・栄養調査結果の概要，2017）

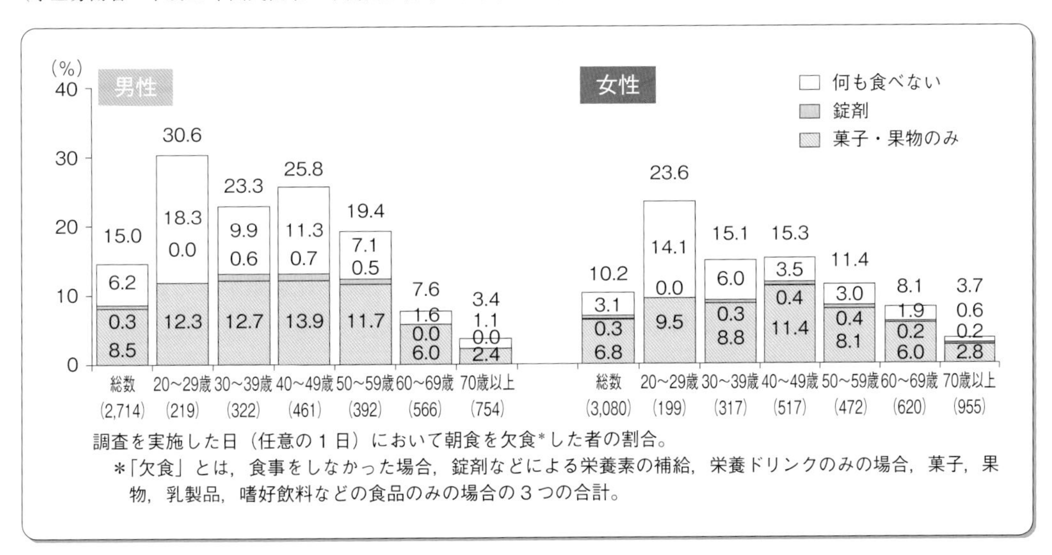


**図10-8　朝食の欠食率の内訳（20歳以上，性・年齢階級別）**
（厚生労働省：平成29年国民健康・栄養調査の概要，2017）

朝食を食べるために必要なことの調査（農林水産省，2020年）では，朝食を食べるために必要なことについて，「朝早く起きられること」，「朝，食欲があること」，「朝食を食べる習慣があること」を挙げた人の割合が高かった（図10－9）。

朝食の欠食は，夕食の開始時間が遅くなることと関係しており，朝食の欠食を改善するには，夕食の開始時間を早めるといった生活スタイルの見直し，改善が必要である。夕食は就寝より4時間以上前にとることが望ましく，脂肪の沈着は夜睡眠中になされるものの，同時に筋肉の造成が促進されるので，夕食には良質のたんぱく質を十分に摂取することが有効である。特に，夕食後にしばらくして軽い運動をすると筋肉の造成に良い。

一方，脂肪の沈着を防ぐため，夕食に脂肪や糖分を少なくし，夕食以後には甘いものを避けることが健康のために望ましいといわれている。

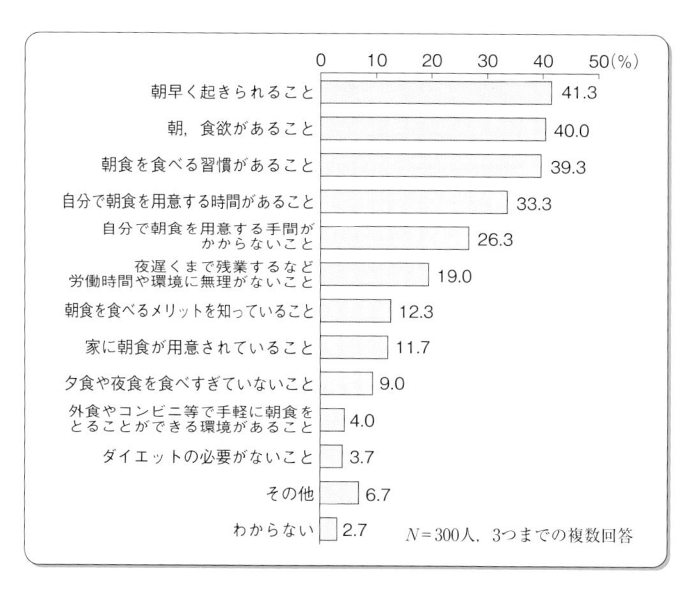


**図10-9　朝食を食べるために必要なこと**

（農林水産省：食育に関する意識調査　2020年3月）

## 3.2　多様な食物

1960年ごろからわが国の食生活は洋風化がさらに進み，畜産類などからの動物性たんぱく質や油脂類などからの脂質の摂取が増加し，米からのでん粉，野菜類からの食物繊維の摂取が減少した。そして，嗜好飲料やスナック食品の摂取も増えてきた。さらに，新しい洋風料理，アジア系などのエスニック料理も導入され，私たちの食生活は多様になった。例えば，朝食はトースト，ハムエッグ，サラダ，コーヒー，昼食はてんぷらうどん，おにぎり，漬物，緑茶，夕食は焼肉，ギョウザ，チャーハン，キムチ，ウーロン茶をとるなど，私たちの日常の食事は多国籍，または無国籍といわれるようになった。

わが国の，食事から摂取する三大栄養素の炭水化物，脂質，たんぱく質の栄養バランスは，以前は炭水化物の比率が大きく，たんぱく質と脂質は低かった。食生活の洋風化などの影響により，これらのバランスが変化して適正なバランスの時期（1970年ごろ）があったが，現在は，適正より炭水化物の比率が低く，たんぱく質と脂質が高く，特に若い世代で三大栄養素の摂取バランスが崩れている。また，食事による摂取エネルギーが増大し，運動など身体活動の低下により消費エネルギーが減少し，生活習慣病の発症につながる肥満が中年男性や更年期後の女性で増えており，栄養バランスを見直した食事が必要である。

## 3.3　将来の展望

これからの日本人の食生活は次の三つの方向性があると考えられる。第一は健康，安全志向，第二はグルメ，こだわり志向，第三は簡便，利便志向であり，これらが互いに影響し合っていくと考えられる。さらに今後は，外国から新しい新規な食品，食素材，食品添加物などが導入され，また，組換えDNA技術による新たな遺伝子組換え食品が開発されることが予想される。数多くの食品の中から安全でおいしく，適切な栄養価があり，そして，健康に良いものを選ぶには，私たち消費者の十分な知識と賢い選択が必要となる。

自然界の生物にとって食べるもの，食べられるものの関係は，生産者，消費者，分解者で成り立っており，これらは一連の鎖のようにつながった関係があり，これを食物連鎖という。ある物質，特に，分解されにくい有害物質などが食物連鎖を経て消費者に受け渡されるうちに濃縮される現象を，生物濃縮（生体濃縮）という。環境が有毒物質で汚染された場合，最終消費者で致死量に達することもある。安全な食料の生産には環境の状態も影響してくる。将来の食の安全，安心のためにも環境の保全が大切である。

私たちの食卓はさまざまな食品によって成り立ち，豊かな食生活を実現している。しかしながら，その多くを世界各国からの輸入品に依存している。わが国の食料自給率は低下傾向で推移し，供給熱量ベースの自給率はおよそ40％であり，主要先進国中で低い水準となっている。また，食料を生産地から消費地までに輸送するためには多くのエネルギーを消費する。エネルギーの需要増加は二酸化炭素の排出を伴い，地球温暖化などの環境へ負荷となっている。食料供給構造を地球環境への負荷の面との関連性で捉えるものとして，フードマイレージという考えがある。これは食料の生産地から食卓までの距離（km）に輸送量（t）を乗じた数値として表される。日本のフードマイレージは世界比較で大きく，自分たちの食料の消費と供給のあり方を見直し，できるだけ地域内で生産された農産物等を消費する「地産地消」をすすめることにより，環境に対する負荷を低下させるべきである。

一方で，豊富な食品の供給，生活スタイルの変化による個食の増加，外食頻度の増加，ダイエットや健康志向などによる食べ残し，弁当や惣菜などの流通時の期限切れ，加工食品の賞味期限内を過剰に意識するなど，食品廃棄物が多く排出されているという食品廃棄の問題がある。食品廃棄物の処理には，ごみ収集，焼却など，経費とエネルギー消費を伴う。食品廃棄量の低減は，食料の浪費を防ぐとともに，環境負荷の低減，金銭的な節約にもつながる。

現在のわが国の食生活は，幸いにも経済力の向上によって食品の供給を全世界から受け，まさに，飽食の状態である。しかし，満ち足りた食料を嗜好性のみに求めたものに終始すれば飽食であるがゆえに栄養バランスを崩し，摂取カロリーの増加になり，肥満などの生活習慣病につながる。そのため，食生活指針などに従い，正しい食生活を行い，常に栄養状態を良くすることが，健康な生活を送るうえで大切なことである。

■参考文献


・日本フードスペシャリスト協会編：三訂 食品の安全性，建帛社（2016）
・北岡正三郎：四訂版 入門栄養学，培風館（2006）
・日本フードスペシャリスト協会編：三訂 栄養と健康，建帛社（2015）
・大鶴勝編：食品学・食品機能学，朝倉書店（2007）
・林淳三：四訂 ニューライフ栄養学，建帛社（2010）
・厚生労働省：平成26年度全国家庭児童調査結果（2014）
・厚生労働省：平成29年国民健康・栄養調査結果の概要（2017）
・農林水産省：食育に関する意識調査（2020）

# 索　引

## 欧　文



## あ　行



## か　行

## さ 行



## た 行

## な 行



## は 行



## ま 行



## や 行



## ら 行

〔編著者〕　（執筆分担）

小林 修平（こばやし しゅうへい）　国立健康・栄養研究所名誉所員　第1章

〔著　者〕（執筆順）

松本 範子（まつもと のりこ）　園田学園女子大学人間健康学部教授　第2，6，7章

三宅 義明（みやけ よしあき）　愛知淑徳大学健康医療科学部教授　第3，4，10章

蕪木 智子（かぶらぎ ともこ）　大東文化大学スポーツ・健康科学部教授　第5，8，9章

**健康づくりの栄養学〔第3版〕**

2013年（平成25年）12月25日　初版発行
2014年（平成26年）　9月30日　第2版発行～第6刷
2021年（令和 3 年）　3月31日　第3版発行
2022年（令和 4 年）　2月10日　第3版第2刷発行

編著者　小 林 修 平
発行者　筑 紫 和 男
発行所　株式会社 建 帛 社 KENPAKUSHA

〒112-0011　東京都文京区千石4丁目2番15号
電　話　（03）3944-2611
FAX　（03）3946-4377
https://www.kenpakusha.co.jp/

ISBN 978-4-7679-0673-7　C3047　教文堂／ブロケード